Mal à l'épaule ?

La SOLUTION & La PREVENTION

CINQUIEME EDITION
Révisée et Enrichie

Par

JOHN M. KIRSCH, M.D.

I0134825

INSTITUT KIRSCH POUR LA RECHERCHE SUR L'EPAULE LLC
EN ASSOCIATION AVEC BOOKSTAND PUBLISHING

Bookstand
Publishing

www.kirschshoulder.com   www.bookstandpublishing.com

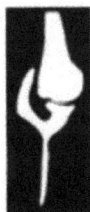

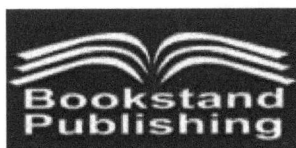

Publié par
L'Institut Kirsch pour la Recherche sur l'épaule LLC
en Association avec Bookstand Publishing
4799_3

ISBN 978-1-978-1-63498-966-4

Première Edition :	Jan 2010
Second Edition :	Fév 2011
Troisième Edition :	Mar 2012
Quatrième Edition :	Jan 2013
Cinquième Edition :	Juillet 2019

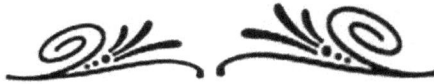

Mon but en écrivant ce livre pour le public est de vous donner le pouvoir de restaurer et maintenir la santé de vos propres épaules et éviter toute chirurgie superflue. Cette capacité nouvelle vous permettra de contrôler votre programme d'exercices sans le réflexe de résistance qui survient quand une personne tente d'étirer votre épaule ou dirige votre programme d'exercices.

De plus, j'attire votre attention sur le grand nombre de chirurgies de l'épaule effectuées sans aucun avantage et qui comportent des risques de complications et de préjudices graves. Par exemple des études ont montré que la chirurgie de l'épaule la plus courante, la décompression sous-acromiale (SAD) avec son coût exorbitant et ses complications n'est pas plus efficace qu'un programme d'exercices guidés. Ceci est expliqué plus loin dans le livre. En lisant ce livre, gardez à l'esprit que les informations contenues dans le livre reflètent l'avis d'un chirurgien orthopédiste. Il se peut que vous préféreriez suivre les conseils de votre propre médecin.

Les exercices du livre sont simples.

La recherche nécessaire ne le fut pas.

CONTENU

Partie I : L'énigme de L'épaule

Deuxième partie : La Science

Remerciements

Avec gratitude à ma femme Joy, pour ses encouragements et sa conviction dans l'importance de ce livre et à ma fille Lorelei qui a servi de modèle ; et à Franck Bernard de Juan Les Pins, France, qui a rendu possible cette édition française et à tous ceux qui ont validé le programme d'exercices dans le livre en rétablissant la santé de leurs propres épaules.

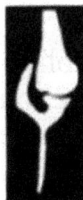

Introduction

Ce livre parle d'un exercice qui guérit l'épaule et d'une nouvelle articulation dans le corps humain, l'articulation acromio-humérale. En raison de l'importance de cette articulation, j'ai repris les images de cette articulation plusieurs fois dans le livre.

C'est en engageant cette articulation et en la suspendant à une barre que l'épaule pourra guérir et être entretenue. Le reste du livre rassemble mes explications de comment et pourquoi cela fonctionne. Au début l'exercice peut sembler contre-intuitif car il est douloureux. Après un certain temps, la douleur disparait et fait place à une sensation de bien-être.

L'exercice n'est pas la panacée !

L'exercice n'est pas recommandé pour les personnes aux épaules instables, en santé précaire ou aux personnes présentant des ostéo-arthrites sévères (os fragiles). Si vous avez une douleur à l'épaule qui reste inexpliquée pendant plusieurs semaines, il est sage d'obtenir un diagnostic de votre médecin.

Cela fait cinq ans que j'ai écrit la quatrième édition. Suivant les conseils de ma famille, des amis et critiques, j'ai décidé qu'il était temps de mettre à jour le livre. J'ai ajouté de nombreux témoignages et critiques ainsi que des images utiles. J'ai également mis à jour le site internet : www.kirschshoulder.com. Bien qu'il ne soit pas nécessaire que le lecteur comprenne les images du livre, je pense que la plupart d'entre elles lui seront utiles.

Pour plus d'informations, écrivez-moi à
kirschinstitute@gmail.com

En écrivant ce livre pour le public et les professionnels de santé, j'ai essayé de garder un vocabulaire simple et accessible. Cependant, il m'a parfois été nécessaire d'utiliser les termes Latin scientifiques.

En 2004, J'ai écrit un article académique sur l'épaule et l'ai soumis pour publication. Puis des mois plus tard, constatant qu'il ne serait pas publié, il m'est apparu comme un impératif moral d'écrire ce livre pour le public. J'ai eu accès à un programme qui m'a permis de capturer, éditer et enregistrer les images de scanner médicaux qui sont dans le livre. Je savais déjà que la suspension à une barre avait guéri mes propres épaules mais je ne savais pas pourquoi. Mon but dans la réalisation des tomo-densitogrammes était alors de comprendre ce qui se passe dans l'anatomie de l'épaule lorsqu'une personne est suspendue à une barre, afin que je puisse transmettre cette connaissance au public. Après avoir étudié ces images, j'ai réalisé que j'avais découvert une nouvelle articulation de l'épaule, l'articulation acromio-humérale. Cette articulation n'a jamais été évoquée, imagée ou expliquée auparavant. C'est en engageant cette articulation par l'exercice de suspension que vous restaurez et maintenez la santé de vos épaules. J'ai inclus les images de scanner de cette articulation dans le livre pour vous permettre de visualiser ce qui se passe pendant que vous faites les exercices qui remodèlent vos épaules. Ces scans présentent l'anatomie de l'épaule dans des vidéos 3D et amélioreront considérablement votre compréhension de l'anatomie de l'épaule et de l'exercice de suspension. Sans ces images, la justification du programme d'exercices ne serait que spéculation. Avec les images de scanner, l'exercice de suspension est validé. Ces images ont ouvert le mystère de la biomécanique de l'épaule. Des vidéos de ces images sont disponibles sur le site www.kirschshoulder.com et sur YouTube sous la chaine Dr. John Kirsch.

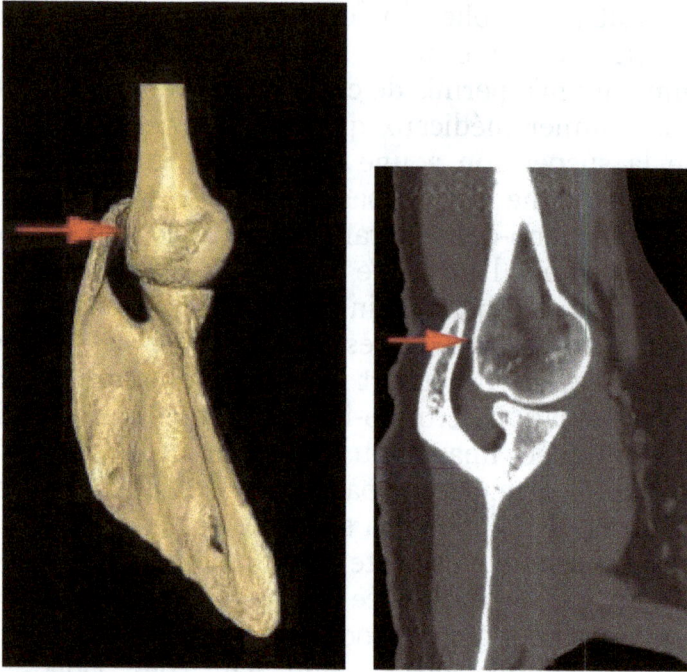

Fig. 1 Ces deux images montrent l'articulation acromio-humérale (flèches rouges), la nouvelle articulation de l'épaule qui est visible lors de l'exercice de suspension simulée dans un scanner (CT).

Cette articulation, l'articulation acromio-humérale vous permet de soigner et d'entretenir vos épaules en vous accrochant à une barre. L'humérus appuie sur l'acromion et le redresse (expliqué tout au long du livre).

Après avoir écrit la quatrième édition, j'espérais que les chirurgiens orthopédistes trouveraient le livre et envisageraient de donner à leurs patients la possibilité d'essayer les exercices du livre avant de recourir à la chirurgie. Certains physiothérapeutes, entraîneurs et kinésithérapeutes ont trouvé le livre par le Bouche à Oreille ou bien en ligne et utilisent les exercices avec succès pour leurs patients et athlètes. À la lumière des excellents résultats obtenus par ces exercices, je ne comprends pas pourquoi les médecins n'ont pas reconnu ou adopté ce programme pour leurs patients.

Préface

Le modèle illustré à la Fig.2 sur la page suivante et sur la couverture est suspendu à une barre. C'est l'exercice qui remodèlera vos épaules, soulagera le syndrome de conflit sous-acromial, l'épaule gelée, empêchera de pincer et de déchirer la coiffe des rotateurs, et soulagera également les maux de dos en décompressant les espaces discaux. Avec la simple musculation, l'exercice maintiendra la santé de vos épaules et dans la plupart des cas, rendra les pilules, la thérapie et la chirurgie inutiles. Tous ne pourront pas faire l'exercice de suspension complet. Certains devront d'abord faire une suspension partielle ou limitée en gardant les pieds au sol. Cela est expliqué en détails à la page 31.

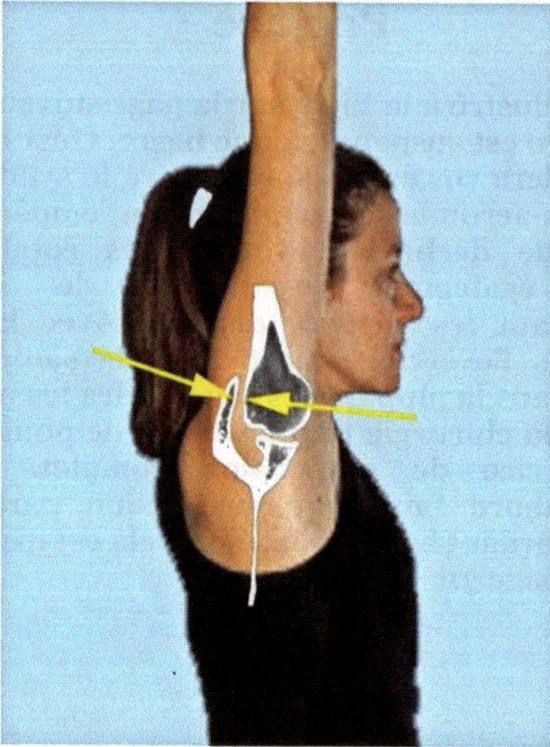

Fig. 2 C'est l'exercice qui va étirer l'arc du ligament et de l'os, l'arc coraco-acromial. Cet arc CA (voir les figures **3** et **68**) peut causer des douleurs à l'épaule et des blessures à la coiffe des rotateurs s'il n'est pas étiré. Une image d'une tranche de tomodensitomètre d'une épaule, réalisée dans la position de suspension simulée, est superposée à l'épaule du modèle pour illustrer la biomécanique de l'exercice. Sur cette figure, remarquez comment l'humérus est positionné pour s'appuyer contre la partie acromiale de l'omoplate (flèches jaunes, acromion à gauche, humérus à droite). L'espace entre les flèches jaunes correspond à cette nouvelle articulation de l'épaule, l'articulation acromio-humérale. C'est la pression exercée sur l'acromion par l'humérus en suspension qui maintient la santé de l'épaule. De nombreux éléments démontrent que la suspension à une barre soulage les symptômes du conflit sous-acromial, des blessures à la coiffe des rotateurs et de l'épaule gelée

L'arc Coraco-acromial
L'arc CA

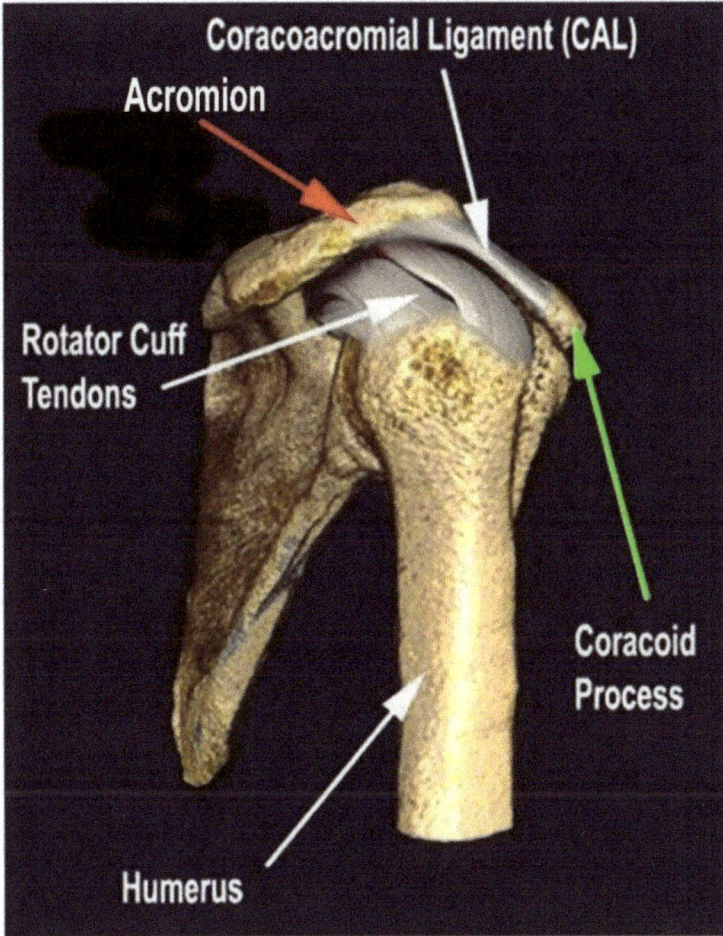

Fig. 3 IL est essentiel de comprendre l'arc CA. C'est cette structure qui se déforme avec le temps, la gravité et la négligence, puis appuie sur la structure en dessous, causant des dommages à la coiffe des rotateurs et à la bourse sous-acromiale. Ceci est discuté tout au long du livre. Flèche rouge : l'arc CA. Flèche blanche : le ligament coraco-acromial. Flèche verte: processus coracoïde.

Six Aspects

1. **C'est un fait :** Se suspendre à une barre et soulever des poids légers soulage la plupart des problèmes de douleur à l'épaule.

2. **Le programme d'exercices :** Se suspendre à une barre et soulever des poids légers.

3. **Théorie : Ma théorie** pour comprendre pourquoi ce programme fonctionne pour soulager les douleurs d'épaule.

4. **Explique une** articulation de l'épaule jamais mentionnée auparavant, l'articulation acromio-huméral, et pourquoi engager cette articulation en se suspendant guérit les blessures de l'épaule. Ceci est expliqué en détails tout au long du livre.

5. **Redondance :** Il existe une redondance dans le corps humain qui permet à d'autres structures de prendre le relais lorsqu'une est perdue. La nature nous fournit des systèmes de sauvegarde.

6. **Soulager les maux de dos :** La suspension est le seul exercice qui puisse étirer la colonne vertébrale en toute sécurité, appliquant une force pour décompresser les espaces discaux et soulager les maux de dos.

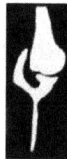

L'étude Kauai

En mars 2012, j'ai présenté la première étude académique formelle de mes recherches lors de la première réunion combinée Australienne/ Américaine des sociétés respectives des mains et des membres supérieurs à Kauai, HI.

L'étude comprenait 92 sujets suivis avec soin, et présentant des problèmes de douleurs à l'épaule, qui ont utilisé le programme d'exercices de l'Institute Kirsch pour la recherche sur l'épaule, afin de tenter de guérir leurs douleurs à l'épaule.

Beaucoup de ces sujets souffraient de douleur à l'épaule depuis des années et avaient essayé d'autres méthodes de traitement, à grands frais, sans soulagement. Beaucoup s'étaient résignés à s'orienter vers la chirurgie.

Les sujets de l'étude avaient les diagnostics suivants :

- **Syndrome de conflit sous-acromial (SIS) : 70**
- **Déchirures de la coiffe des rotateurs avec diagnostic IRM : 16**
- **Capsulite adhésive (épaule gelée) : 4**
- **Ostéoarthrite de l'articulation gléno-humérale : 2**

Sur ces 92 sujets, 90 ont retrouvé un niveau confortable dans leurs activités de la vie quotidienne, et ce même après des années de suivi (de 1 à 28 ans). Deux sujets souffrant de douleurs à l'épaule devaient subir une arthroplastie et ont pu annuler l'opération. Deux patients ont quitté l'étude.

Un sujet, une femme de 70 ans souffrant d'arthrose avancée de l'articulation GH mérite une mention spéciale. Elle devait subir un remplacement d'épaule. Ses radiographies apparaissent ci-dessous.

Arthrose

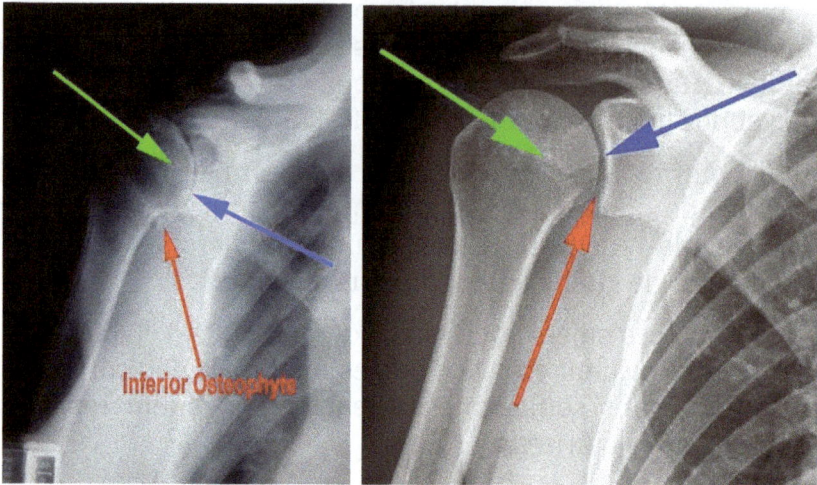

Figs. 4-5

Images radiographiques. Sur la figure **4**. La femme âgée de 70 ans. Notez l'espace articulaire rétréci et la perte presque complète du cartilage gléno-huméral : Flèche bleue. Ostéophyte inférieur : flèche rouge. Humérus : flèche verte. Comparez cette image à la Figure 5 à droite, une épaule normale.

Ce sujet avait une arthrose avancée de l'articulation gléno-humérale (GH). La cause de sa douleur n'était pas l'arthrite mais le syndrome de conflit sous-acromial sévère et la faiblesse des muscles de la coiffe des rotateurs. Elle a commencé à se suspendre et à soulever des poids, a annulé son opération de remplacement de l'épaule et un an plus tard, elle était complétement rétablie.

Que ce sujet ait répondu à l'exercice de suspension malgré la présence d'arthrose de l'articulation gléno-humérale représente un nouveau défi pour les chirurgiens qui pratiquent le remplacement de l'épaule.

L'épaule n'est pas une articulation portante comme la hanche. Pour la hanche, il n'y a pas d'autre option que le remplacement articulaire. Mais dans le cas de l'épaule, une personne qui utilise la gravité par suspension peut inverser les effets de la gravité pour soulager ses douleurs d'épaule.

Tous ceux qui souffrent d'arthrose de l'épaule ne seront pas guéris par suspension. Mais les chirurgiens pourraient retarder le remplacement de l'épaule jusqu'à ce que les patients aient pu au moins essayer l'exercice de suspension.

J'espère qu'avec le temps, les médecins et les thérapeutes qui traitent les patients souffrant de douleurs à l'épaule causées par un conflit sous-acromial, de déchirures de la coiffe des rotateurs, d'épaules gelées (capsulite adhésive) et d'arthrose comprendront et recommanderont le programme de suspension et de poids avant de recourir à des procédures plus invasives.

La Gravité est gratuite !

La gravité est-elle vraiment gratuite ? Non, la gravité est à la fois une bénédiction et une malédiction. Mais cela a un prix. Notre anatomie est soumise toute notre vie à la force de gravité, qui applique une force destructive sur nos hanches, nos genoux, notre colonne vertébrale et nos épaules.

Nous ne pouvons pas faire grand-chose pour échapper à cette force. Nous pouvons minimiser les dommages à nos hanches et nos genoux en maintenant un poids corporel idéal, mais pour surmonter les dommages à nos épaules, nous avons une autre alternative : se suspendre à un support élevé ou à une barre.

Lorsque nous nous suspendons ou « brachions », nous inversons la force destructrice de la gravité et, paradoxalement, nous utilisons la gravité pour restaurer la santé des épaules. Comme vous le verrez dans les pages suivantes, de nombreux éléments de l'épaule sont étirés à leur limite lorsqu'ils sont suspendus : Se suspendre est une activité humaine normale.

La Technique de Tomodensitométrie (CT) Pour Simuler La Position Suspendue

Afin de comprendre pourquoi l'exercice de suspension est si efficace, j'ai fait des tomodensitogrammes de l'épaule de sujets vivants, certains dans une position de suspension simulée ainsi que d'autres à divers degrés d'élévation du bras.

Ces études présentent l'épaule à la fois dans les formats squelettiques et des tissus mous. Le format CT scan permet une étude beaucoup plus précise du corps vivant que les études sur cadavres car l'anatomie reste intacte et est en effet "vivante".

L'étude des vidéos 3D améliorera votre compréhension de l'anatomie de l'épaule et de la dynamique de l'exercice de suspension. J'ai mis certaines vidéos et images fixes à disposition sur le site www.kirschshoulder.com

La position suspendue est simulée car il n'est pas possible d'effectuer des tomodensitogrammes en position suspendue verticale. Les scans ont été créés avec un sujet tenant un poids de 30 kg en position couchée sur la table du scanner.

À l'aide d'un logiciel d'analyse et de scanner, j'ai capturé, édité et enregistré les images. La visualisation de ces images devrait vous permettre de comprendre comment la suspension restaure et maintient la santé de vos épaules.

Aucune autre recherche n'a étudié l'épaule en position suspendue comme dans ce livre. Ce fut la première fois que l'épaule était radiographiée ou scannée en position suspendue. Ce fut la première fois que l'articulation acromio-humérale était identifiée ou nommée. Vous ne trouverez nulle part ailleurs des images de l'épaule en position suspendue.

Je crois que le lecteur moyen devrait être capable de comprendre l'anatomie telle qu'elle est présentée. Les images squelettiques sont simples. La coupe ou les images axiales peuvent être un peu déroutantes au début, mais après analyse, cela devrait être compréhensible.

L'image en coupe n'est pas différente d'une section d'arbre où l'on compte les anneaux. Ça correspond à l'anatomie d'un arbre, ou une tranche d'arbre vue en coupe (voir **Fig. 78).**

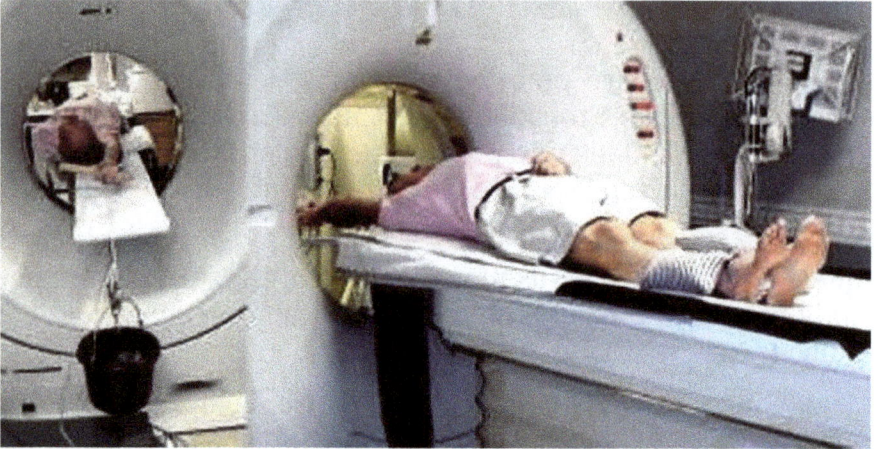

Fig. 6 La technique utilisée pour simuler la position suspendue. Le sujet est couché sur la table du scanner tenant une corde attachée à un seau chargé d'un poids d'une trentaine de Kg. Le poids de 30 Kg se rapproche de la force exercée sur l'épaule lorsqu'on est suspendu à une barre. La posture couchée est la seule position possible avec les scanners actuels. Cette position permet une bonne simulation de l'anatomie en position suspendue verticale. La tomodensitométrie ne prend que 45 sec, une IRM, 45 min.

Quelques Images de Scanner modifiées après La Numérisation

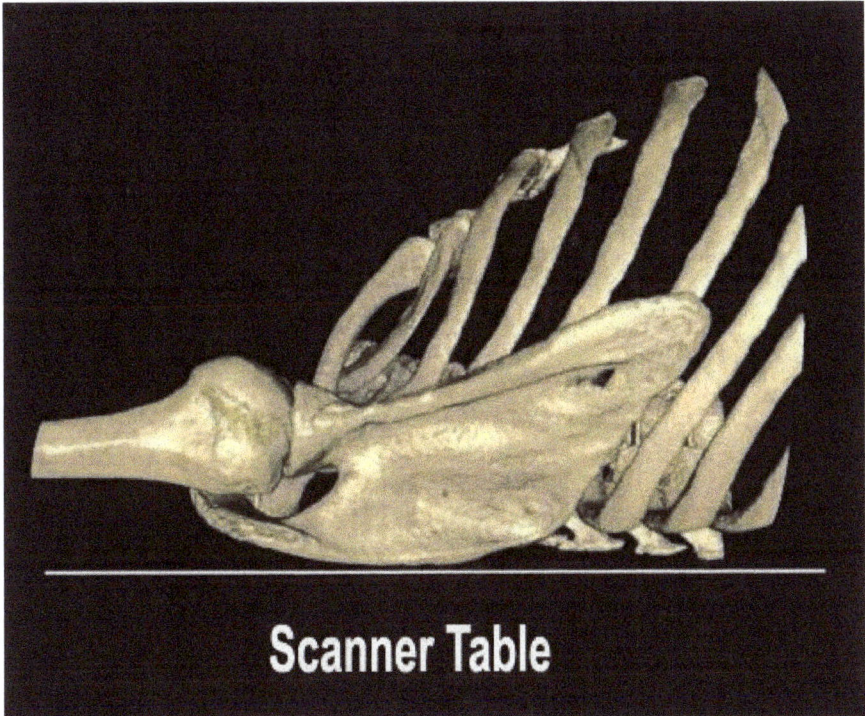

Fig. 7 Épaule et côtes allongées en position couchée simulant la suspension après édition simple. Cette image montre le squelette de l'épaule et de la poitrine en position couchée dans le scanner avec un poids de 30Kg.

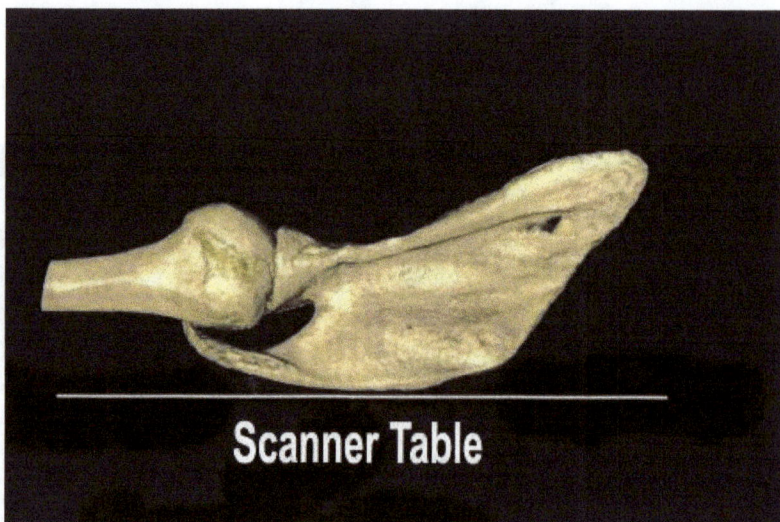

Fig. 8 Épaule simulant la suspension avec édition supplémentaire.

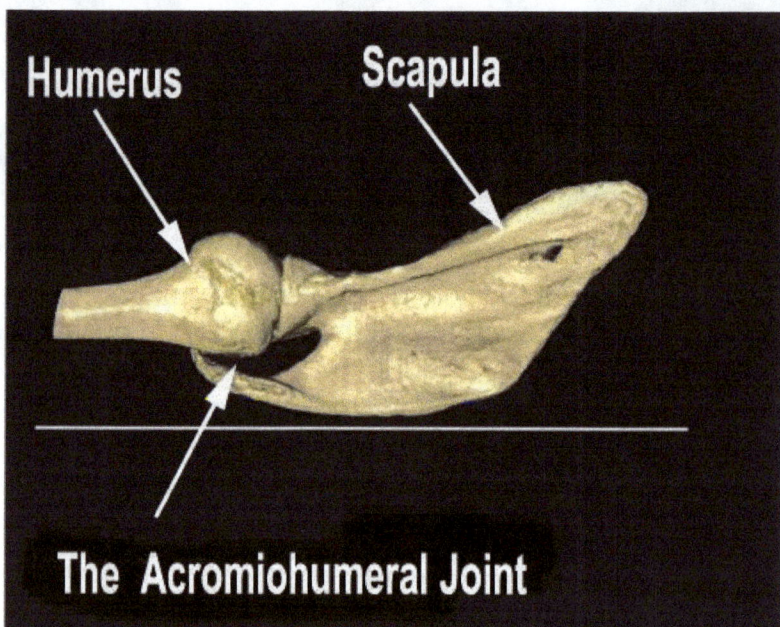

Fig. 9 Épaule en scanner montrant la nouvelle articulation de l'épaule, l'articulation "acromio-humérale."

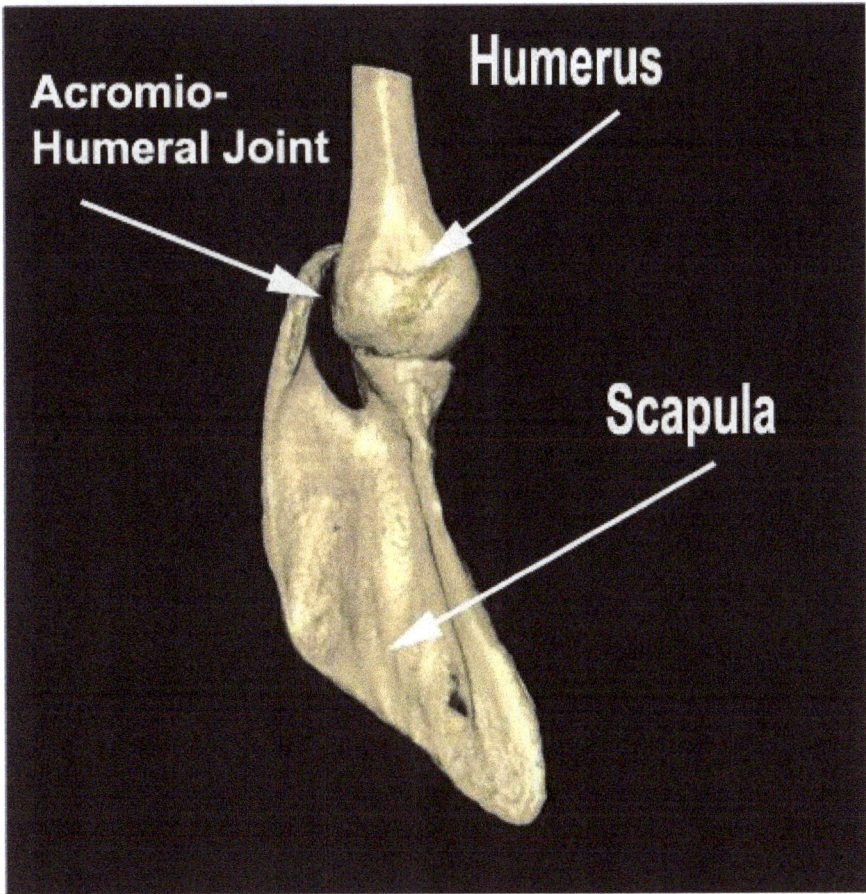

Fig. 10 Selon la tomodensitométrie, l'épaule a cette apparence lorsqu'elle est suspendue à une barre.

Images Brutes Capturées avec le Scanner avant l'édition

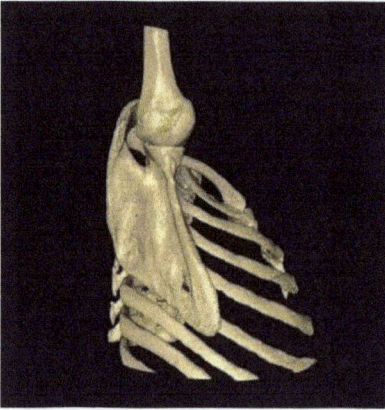

Fig. 11

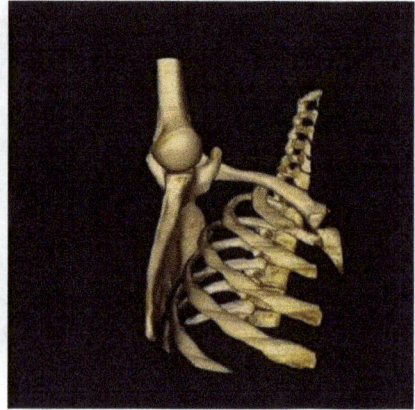

Fig. 12

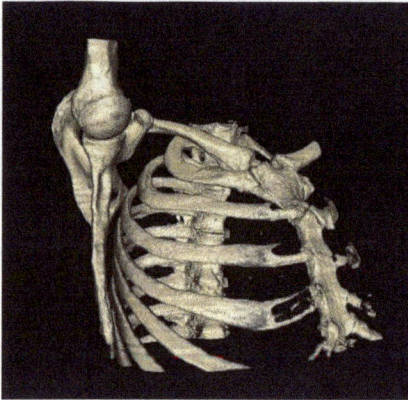

Fig. 13

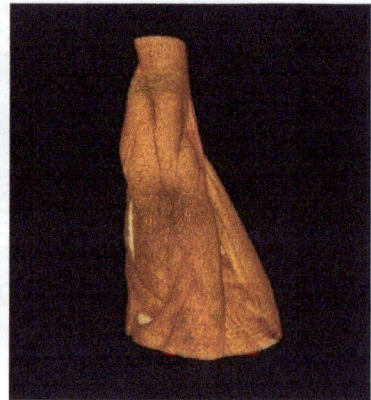

Fig. 14

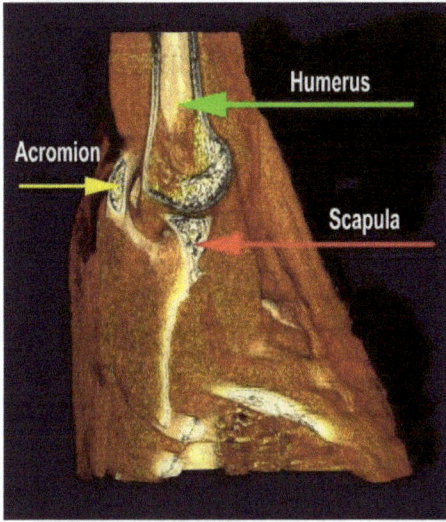

Fig. 15

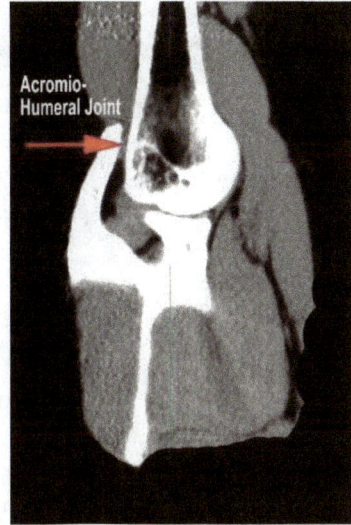

Fig. 16

Ces figures montrent le type d'images capturées avec le scanner avant l'édition. Ils montrent les structures des épaules lors de la simulation de la suspension à une barre.

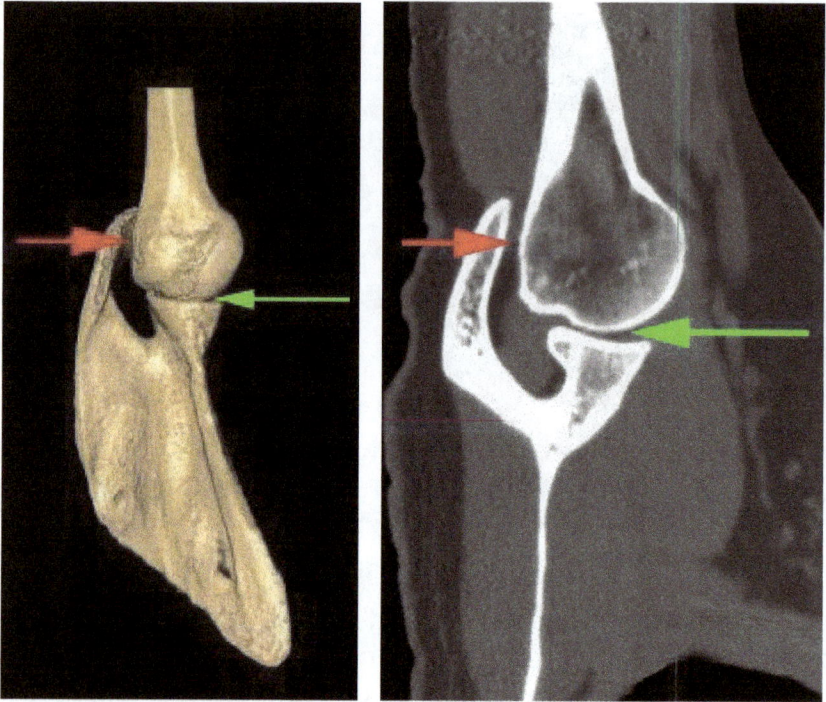

Figs. 17-18 Tomodensitométrie d'épaule prises dans une position de suspension simulée après l'édition. **Fig. 17**, vue 3D, **Fig. 18,** vue en coupe sagittale. Ces images sont expliquées et répétées tout au long du livre. Flèches rouges : l'articulation acromio-humérale. Flèches vertes : l'articulation gléno-huméral.

Tout au long du livre, vous constaterez que j'ai délibérément répété certaines des images pour souligner leur importance et vous aider à comprendre comment les exercices du livre résolvent les problèmes de douleurs à épaule. Il est sagement dit qu' "une image vaut mille mots."

J'ai constaté que le fait de ne pas exercer l'articulation acromio-huméral est la principale cause de douleur aux épaules chez l'adulte. Mes recherches ont montré que le soulagement de cette douleur peut presque toujours être obtenue avec un programme d'exercices simples et ne nécessite presque jamais d'intervention chirurgicale. Les résultats d'une déchirure de la coiffe des rotateurs sont presque toujours liés à l'attrition (usure) et à l'âge.

Témoignages

Les témoignages/avis sur le livre sont des histoires racontées par des personnes expliquant leurs expériences. Les lecteurs m'ont indiqué qu'ils souhaitaient plus de témoignages dans le livre, j'en ai donc ajouté dans cette édition.

Lire les expériences des personnes qui ont utilisé les exercices du livre pour soulager leurs douleurs à l'épaule est probablement la meilleure façon de mesurer la puissance du programme d'exercices.

Ces témoignages sont principalement tirés de critiques du livre publiées sur le site Amazon. Beaucoup m'ont contacté personnellement à kirschinstitute@gmail.com pour exprimer leur enthousiasme pour le programme d'exercices qui a résolu leurs problèmes d'épaule en quelques jours, semaines ou mois sans pilules, thérapie ou chirurgie.

Les nombreux lecteurs relatant leur succès avec le programme d'exercices, plus que toute autre preuve, attestent de l'efficacité du programme. J'espère qu'en lisant ces histoires, vous serez encouragé à persévérer dans le programme d'exercices.

Ces témoignages pourraient être considérés comme des éléments anecdotiques et comme non scientifiques. Le témoignage est une observation d'un individu avec l'expérience. Les preuves anecdotiques peuvent entrer dans le cadre de la méthode scientifique et être à la fois empiriques et vérifiables.

Si un médecin confirme l'observation il s'agit d'une étude de cas clinique et donc acceptable comme preuve médicale.

Les nombreuses personnes utilisant les exercices du livre qui ont résolu leurs problèmes de douleurs à l'épaule constituent une large population d'études de cas médicaux réussis qui deviennent alors des preuves médicales utiles.

Voici quelques histoires de lecteurs qui montrent comment les exercices ont fonctionné pour soulager la plupart des problèmes de douleurs à l'épaule. Il existe de nombreux autres témoignages et revues du livre disponibles sur le site Amazon Books.

2019 SB Cher Dr. Kirsch,

"Merci beaucoup pour votre livre incroyable et vos recherches sur les douleurs d'épaule. J'ai commencé à utiliser votre technique de suspension avec beaucoup de succès dans ma pratique de la physiothérapie."

* * * * *

2018 Rob S. au Royaume-Uni

"Absolument incroyable !

"J'ai 77 ans. J'ai eu une déchirure à la coiffe des rotateurs, une arthrite sévère, un conflit, pratiquement tout ce qu'on peut imaginer à l'épaule.

Je suis allé voir un chirurgien qui m'a dit qu'il se passait tellement de choses dans mon épaule qu'il décida de ne pas opérer car même s'il réparait la coiffe des rotateurs, elle risquait de se déchirer à nouveau. C'est devenu de pire en pire ; je ne pouvais pas lever le bras au-dessus de l'horizontale, je ne pouvais pas dormir de ce côté, je ne pouvais pas utiliser la souris d'ordinateur etc... En désespoir de cause, j'ai acheté ce livre et j'ai suivi religieusement ces conseils.

La douleur initiale lors de la suspension est hors de ce monde, mais doit être endurée. Absolument incroyable ! Je suis totalement guéri ! En quelques séances, j'ai pu dormir du côté affecté. L'épaule est un peu bruyante, mais AUCUNE douleur maintenant. De retour au gymnase, je refais des exercices que je ne pouvais plus faire depuis des années. Aussi forte que l'autre.

Que Dieu bénisse le Dr. Kirsch. Si la coiffe des rotateurs est encore déchirée, cela ne me dérange pas. Le Dr. Kirsch dit que d'autres structures peuvent prendre le relais. C'est sûrement arrivé dans mon cas. Je me suspends pour un minimum de deux sessions de 35 secondes par jour. En ce qui concerne les critiques qui disent que le livre n'est que sur une chose, se suspendre à une barre, pourquoi diable est-ce un problème si la méthode fonctionne ? Ça marche. Absolument incroyable, un remède total et presque instantané pour un problème très grave."

* * * * *

2017 James T.

"Pendant des années, j'ai eu des problèmes d'épaule. Puis il y a quelques années, j'ai trouvé ce livre. Son approche révolutionnaire a

définitivement guéri mes épaules. J'ai 70 ans et mes "épaules se sentent souples, fortes et libres. Il suffit d'acheter ce livre. C'est un bijou.

Il y a six ans, j'avais une épaule gelée. Ce genre de problème disparait généralement sans traitement après 30 mois, mais vous devez souffrir de la douleur et du sommeil inconfortable et ne pas pouvoir utiliser votre bras pour les courses quotidiennes. J'ai utilisé des analgésiques avec de la chaleur et de la glace et des traitements par ultrasons et de l'acupuncture et la douleur a disparu après 3 mois.

Et puis l'épaule gelée est revenue sans aucune raison comme la fois précédente et j'ai souffert de la douleur pendant 2 mois jusqu'à ce que je lise ce livre.

Je n'arrivais pas à croire à quelle vitesse cela enlevait la douleur et l'amplitude limitée des mouvements en seulement 8 jours. Le prix du livre devrait être 100 fois le prix réel car vous serez guéri rapidement et vous ne paierez rien aux médecins. ACHETEZ et lisez ce livre."

* * * * *

2017 Sojourner "Vaut plus que chaque centime."

"Cette méthode aide vraiment. J'avais un bras droit très raide qui avait perdu beaucoup de liberté de mouvement. J'ai acheté ce livre et une barre suspendue que je pourrais mettre dans ma porte dans ma maison et maintenant six mois plus tard, je peux pleinement utiliser mes bras. Très heureux d'avoir trouvé cette méthode ! "

* * * * *

2019 Client d'Amazon

"M'a carrément sauvé la vie"

"Contexte : J'ai eu une déchirure de la coiffe des rotateurs totale suite à un accident de surf des neiges. À cette époque, j'avais 25 ans. Un orthopédiste s'est moqué de moi quand j'ai demandé s'il était possible de résoudre le problème avec de la physiothérapie. Il a insisté sur le fait que la chirurgie était la seule solution. Je n'ai rien contre le médecin, mais il a dit que la chirurgie était mon seul choix. J'ai finalement abandonné et programmé l'opération chirurgicale.

Ça n'est que 2 jours avant la chirurgie que j'ai trouvé ce livre et décidé de reporter la chirurgie. J'ai essayé les méthodes de ce livre. Ça marche ! Ça fait un an maintenant que j'ai commencé les exercices de suspension. Je n'oublierai jamais la douleur et les bruits en tous genres de ma première séance, mais ça valait le coup. Je suis passé d'une situation où je pouvais à peine soulever mon bras au-dessus de ma tête à une situation aujourd'hui où je n'ai plus de problème. Je peux jouer au golf et faire du snowboard. ACHETEZ ce livre et essayez !!"

* * * * *

2012 Richard S. "Si vous avez des douleurs à l'épaule essayez ça !"

"Il y a un an, mon épaule droite a commencé à me faire mal sérieusement. J'ai perdu beaucoup d'amplitude de mouvement dans cette épaule. La douleur me réveillait dans mon sommeil. J'ai fait des recherches en ligne et j'ai trouvé ce livre. J'ai commencé à faire l'exercice de suspension et maintenant je n'ai plus de douleur et je dors la nuit."

* * * * *

2018 E.A. "J'ai pu éviter une intervention chirurgicale et reprendre mes activités"

"J'ai trouvé ce livre très engageant, pratique et scientifique. Les tomodensitogrammes étaient très convaincants pour montrer l'efficacité des méthodes. J'ai eu des dommages à ma coiffe des rotateurs droite et une raideur dans la gauche. J'ai maintenant retrouvé une amplitude complète de mouvement dans les deux épaules et très peu d'inconfort. Je prévois de continuer les exercices comme une routine quotidienne pour éviter d'autres problèmes. J'ai 73 ans et j'espère accroître encore ma force avec le temps"

* * * * *

2019 Paul K. " Livre génial !"

"Ce traitement fonctionne très bien, c'est facile et gratuit. Pas besoin de chirurgie de la coiffe des rotateurs ! Belles images de tomodensitométrie pour les thérapeutes et médecins sceptiques."

* * * * *

2012 Rick N. California USA

"Je recommande fortement ce livre...à tout le monde parce que les exercices de suspension et les poids légers d'haltères de Dr. Kirsch guériront la plupart des maux d'épaule et empêcheront de futurs épisodes de se produire.

Ma première rencontre avec une douleur à l'épaule s'est produite quand j'avais 50 ans. C'était mon "épaule droite, et la douleur était très sévère, me forçant à utiliser des poids légers. J'ai vu un chirurgien orthopédique qui m'a dit que j'avais une déchirure de la coiffe des rotateurs et que j'avais besoin d'une intervention chirurgicale. J'ai acheté ce livre et j'ai commencé les exercices à la place de la chirurgie.

Ce traitement, la suspension et les exercices de poids m'ont permis de soigner mes épaules. Après un an d'exercices de suspension, j'ai une souplesse totale de mes épaules et je peux faire des mouvements de moulins à vent, des sauts, du yoga, du tir à l'arc, lancer un ballon de football, taper avec une batte de baseball, jouer au tennis et au golf et nager. Vous parlez d'un miracle !"

* * * * *

2015

Peter "C'est tellement logique !"

"En tant qu'entraîneur de CrossFit et entraîneur d'haltérophilie et d'athlètes chevronnés, je souffre de douleurs à l'épaule. J'ai toujours pensé que c'était normal et que ça guérirait tout seul.

Avec ce livre, je me rends compte que la gravité et une mauvaise posture peuvent créer un conflit sous-acromial. Etant pragmatique, je ne suis pas intéressé par le coté scientifique mais plus par des solutions pratiques, et le livre fournit exactement cela. S'accrocher à une barre et soulever des poids légers est la solution. Cela est parfaitement logique étant donné que notre espèce vivait dans les arbres, suspendus en se balançant. Ils ont maintenu la santé de leurs épaules en se balançant et en "brachiant". Super et facile, mettez en place ces exercices dans votre vie maintenant !"

* * * * *

2016 JH 2016 "Ne faites pas confiance à votre médecin, achetez ce livre et soulagez vos douleurs à l'épaule sans jamais subir de chirurgie. Si vous avez des douleurs à l'épaule procurez-vous ce livre maintenant ! Vous annulerez toute opération prévue. A mon avis, vous n'aurez jamais besoin de chirurgie si vous utiliser ce livre. J'ai été opérée de l'épaule gauche et la douleur était toujours là 2 ans plus tard, on m'a dit que ma 2ème épaule devait aussi être opérée. Puis j'ai trouvé ce livre. J'ai commencé les exercices et maintenant non seulement je n'ai pas besoin d'une nouvelle opération mais l'épaule opérée ne fait plus mal non plus ! Il est maintenant HORS DE

QUESTION de considérer une nouvelle opération ! N'hésitez pas car ce sera un des livres les plus précieux que vous aurez. Pourquoi les médecins ne recommandent pas tout simplement cette méthode. Procurez-vous ce livre maintenant ! "

* * * * *

2014 D. J.

"Oh Mon Dieu !

"Je suis allé voir une masseuse qui a fait du bon travail. J'ai vu un kiné qui a empiré les choses. Mon médecin m'a recommandé un rendez-vous avec un chirurgien.

Pendant les semaines avant le rendez-vous, j'ai étudié ce livre et j'ai fait les exercices. En un mot accrochez-vous à une barre aussi longtemps que vous pouvez tous les jours, en démarrant avec le plus de poids que vous pouvez supporter, jusqu'à suspendre votre poids complet. Après une semaine, mon épaule gelée allait mieux. Un an plus tard, j'écris cette critique et mon épaule est guérie. NE PAS opérer avant d'essayer ce livre !!!"

* * * * *

2013 Richie (en Angleterre) "Incroyable ! "Si vous avez des douleurs à l'épaule, achetez ce livre."

"J'avais souffert de douleurs à l'épaule gauche pendant près d'un an. Elle s'est progressivement aggravée, je ne pouvais plus faire de tractions ou de lever des poids au-dessus de ma tête. J'étais sur le point de voir mon médecin généraliste quand j'ai découvert ce livre. Je ne suis pas un expert, mais ce qui est écrit sur les épaules, leur anatomie et leurs problèmes était logique.

J'ai essayé les exercices. Le problème n'a pas été guéri immédiatement, mais vous en ressentez immédiatement les bénéfices. Maintenant, après environ 3 mois, la douleur a presque disparu. Je peux maintenant faire des pompes et je dirais que mon épaule est presque revenue à la normale. Vous avez besoin d'une barre pour faire l'exercice de suspension. Ce livre est littéralement incroyable !"

* * * * *

2018 David G.

"Je suis absolument stupéfait par les résultats que j'ai obtenus avec le programme d'exercices de ce livre. J'ai souffert de problèmes de conflit dans mes deux épaules pendant des années, traitement chiropratique, injections de cortisone et une foule d'autres traitements alternatifs. Aucun n'a aidé très longtemps. La suspension, aidée par d'autres exercices, mais certainement la suspension a supprimé mes douleurs pour la première fois depuis des années. J'ai ressenti un bienfait dès la première séance et à la fin du troisième jour, toutes les douleurs et les restrictions de mouvement avaient disparu. Actuellement, je fais des suspensions en faisant 3 circuits de ces exercices, avec une suspension de 15 secondes suivie de 20 répétions de chacun des exercices de poids avec 2.5 livres. Je suis maintenant à nouveau capable de m'entraîner sans problème pour la première fois en 4 ans. Pour référence, j'ai 47 ans."

* * * * *

2016 S.T. "C'est magique !

"J'avais mal au haut du bras et de l'épaule. Je ne pouvais même pas attacher mon soutien-gorge sans douleur. Je suis allé chez l'orthopédiste et il m'a dit que j'avais besoin d'une opération chirurgicale pour la coiffe des rotateurs. Je suis une passionnée de golf et je suis très active. Je savais que j'aurais du mal à supporter le long rétablissement de la chirurgie de l'épaule. J'ai essayé ce que Dr. Kirsch a dit et ma douleur à l'épaule a disparu ! Je vais au gymnase 3 fois par semaine et je fais des suspensions. Cela ne prend pas longtemps, mais c'est magique. Je suis tellement reconnaissante d'avoir trouvé cette méthode. Il est dommage que les orthopédistes soient si prompts à opérer et ne proposent pas cette méthode comme une option pour éviter la chirurgie et résoudre de nombreux problèmes d'épaule."

* * * * *

2012 J.T. "La meilleure chose que j'ai trouvée !"

"Mes deux épaules étaient douloureuses depuis deux ans. J'ai 44 ans et j'ai un syndrome de conflit. J'ai maintenant fait quatre sessions de suspension et il est déjà évident que cela fait plus de bien que tout ce que j'ai essayé jusqu'à présent. Le but ici est de remodeler vos épaules, et à cette fin, il faut être prêt à intégrer des exercices de suspension à votre routine. Je donnerai des nouvelles dans quelques mois.

"Eh bien maintenant, cela fait plus d'un an et mon enthousiasme pour la suspension est plus fort que jamais, mes épaules sont presque guéries. Je peux nager le crawl 10km par semaine. Je fais toujours des suspensions et je n'ai pas l'intention de m'arrêter. C'est quelque chose que nous devons faire pour le reste de notre vie. Pas de gadget ici. C'est un traitement extrêmement puissant. Pour l'amour de Dieu, ne vous plaignez pas du prix du livre. Si vous avez des problèmes d'épaule, les idées du Dr. Kirsch sont inestimables. Je suis profondément reconnaissant envers cet homme."

* * * * *

2019 R.K. Wow!

"J'ai eu un problème d'épaule gelée il y a environ un an. Je pouvais à peine mettre une chemise ou une veste. Impossible de me laver sous les bras sous la douche. Mes muscles trapèzes provoquaient des douleurs aigues toute la journée. J'ai acheté une barre suspendue il y a six mois et j'ai commencé la routine de suspension. Rapidement j'ai pu à nouveau dormir sur le côté sans douleur. Quand je pense à quel point j'étais mal et ce qu'on m'aurait fait si j'étais allé voir un chirurgien, je ne peux pas être plus reconnaissant envers le bon docteur qui a publié ce livre. J'en ai acheté 4 exemplaires pour mes amis."

* * * * *

Ceux qui ont fait l'effort d'utiliser l'exercice de suspension ont généralement été récompensés par un soulagement rapide et durable. Pour plus d'informations, visitez www.kirschshoulder.com ou la chaine YouTube de Dr. John Kirsch or écrivez-moi à kirschinstitute@gmail.com.

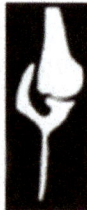

Partie I :
L'énigme de L'épaule

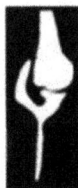

Mon Histoire :
Résoudre l'énigme de l'épaule

À la fin des années 1970, je réalisais de nombreuses arthroscopies du genou. Au début des années 80, j'ai développé un conflit sous acromial sévère aux deux épaules, conséquence de l'utilisation de l'arthroscope pendant de longues heures. Je ne savais pas quoi faire. Puis j'ai eu une idée qui a changé ma vie. Je faisais de la randonnée dans un parc avec mes deux jeunes garçons lorsque nous avons relevé un défi face à une échelle horizontale, comme de petits singes. Ensuite ce fut mon tour. Quand j'ai atteint l'échelle, j'ai eu une douleur immédiate et j'ai abandonné. J'ai réalisé que la raison pour laquelle je ne pouvais pas faire l'échelle était parce que je ne l'avais plus fait depuis très longtemps. Si vous voulez pouvoir utiliser vos bras pour une activité aérienne, il vous suffit de le faire. Selon les mots d'un physiologiste de l'exercice (F.J.Kottke), un mouvement normal dans les articulations et les tissus mous est maintenu par un mouvement normal des parties du corps qui allongent et étirent les capsules articulaires, les muscles, les tissus sous-cutanés et les ligaments à travers la gamme complète de mouvements plusieurs fois chaque jour.

Sans activité aérienne du bras, l'espace entre l'acromion et l'humérus subit une lente contraction entraînant des changements dégénératifs.

Les évidences nous apprennent qu'en tant qu'êtres humains, nous devons simuler la « brachiation » en nous suspendant fréquemment à une barre et en faisant de l'haltérophilie. J'ai également senti que l'exercice de suspension pourrait être la solution à la douleur à l'épaule qui survient en milieu de vie. Être un chirurgien orthopédiste avec une connaissance de l'anatomie m'a aidé dans cette compréhension. J'ai pensé que si je pouvais remodeler et renforcer mon anatomie de l'épaule en la suspendant, je pourrais peut-être éviter la chirurgie.

J'ai installé une barre à partir de poutres du plafond et j'ai commencé à me suspendre le plus longtemps possible. Au début, je ne pouvais me suspendre que quelques secondes, mais rapidement, je pouvais tenir de plus en plus longtemps.

Puis j'ai commencé à soulever des poids de 2Kg pour renforcer les tendons et les muscles de la coiffe des rotateurs. Au début, c'était douloureux et je ne pouvais soulever qu'un poids de 2Kg 20 fois. Après une semaine ou deux, j'avais beaucoup moins mal et après 3 mois mes douleurs avaient disparu et je pouvais soulever des poids de 4 kg 50 fois dans les 3 directions.

Puis, il y a 30 ans, j'ai été renversé par deux gros chiens, ce qui a déchiré ma coiffe des rotateurs. Une IRM a montré que le sus-épineux était complètement déchiré et le muscle rétracté. Une déchirure complète sur une IRM. Donc je me retrouvais avec le syndrome de conflit sous-acromiale et une déchirure de la coiffe. Je ne pouvais plus soulever le bras. Mais après plusieurs semaines j'ai repris le processus douloureux de suspension à une barre et essayer de lever des poids. Cet exercice était accompagné de craquements douloureux dans l'épaule. Au début je pouvais à peine soulever le bras à l'horizontale. Puis j'ai utilisé des bandes élastiques au plafond et les ai utilisées pour soulever le bras. Progressivement, j'aidais les bandes à soulever mon bras. Cela a graduellement renforcé mon bras et après quelques mois de suspension et d'exercices avec poids, je pouvais soulever 5kg 150 fois à pleine amplitude chaque jour. Je pouvais à nouveau jouer au tennis avec un service puissant et précis en utilisant le bras qui avait la déchirure de la coiffe des rotateurs.

Je crois que l'histoire de ma guérison peut s'expliquer par la redondance intégrée au corps humain. D'autres muscles peuvent remplacer la fonction perdue des parties blessées. La nature nous fournit des mécanismes de sauvegarde.

Ayant eu personnellement d'excellents résultats avec ces exercices, j'ai commencé à les intégrer dans ma pratique et à les recommander à mes patients. Le coût des soins médicaux aux États-Unis est ahurissant. En 2008, le coût annuel estimé des soins musculosquelettiques était supérieur à 300 milliards de dollars. Les problèmes musculosquelettiques sont l'une des principales causes de handicap aux États-Unis. Et parmi ces handicaps, les douleurs à l'épaule est le troisième trouble le plus courant. Aux États-Unis, il y a 4,5 millions de visites médicales chaque Les exercices que j'ai utilisés pour soigner mes épaules soulagent rapidement la plupart des cas de douleurs à l'épaule. Ces exercices impliquent simplement de se suspendre à un support élevé ou à une barre et de soulever des haltères légers. Tout ce dont vous avez besoin, c'est d'une *branche à laquelle vous suspendre et d'une brique à soulever.* C'est aussi simple que cela.

Ce livre n'est pas destiné à être un discours académique. Même s'il est principalement écrit pour le public, j'espère que les professionnels de santé qui traitent des personnes souffrant de douleurs à l'épaule liront et comprendront les informations contenues dans ce livre, qui propose un exercice de suspension pour surmonter les changements dégénératifs de l'épaule causés par l'âge, la gravité et le manque d'activités. Le livre dévoile également une nouvelle articulation : l'articulation acromio-humérale.

Une partie du problème des patients est qu'ils sont dépassés par la sophistication d'une IRM ou d'un scanner. Lorsque le chirurgien souligne ce qu'il pense être le problème, le patient est aveuglé. Les chirurgiens opèrent trop souvent en fonction de leurs découvertes aux rayons X, IRM ou tomodensitométrie.

Ils présentent au patient toutes les possibilités pour éviter une intervention chirurgicale en utilisant diverses thérapies et des médicaments, mais à défaut, ils font de leur mieux pour aider le patient avec la chirurgie. Les patients se convainquent de la nécessité d'opérer parce qu'ils ont "vu la déchirure" en imagerie réelle. Mais qu'avez-vous à perdre ? Chirurgie ou bien les exercices simples du livre ? Les exercices sont gratuits !

Pourquoi ce simple exercice de suspension n'est pas recommandé dans les programmes de traitement d'épaule standard est compréhensible : Il n'y a eu aucune recherche antérieure sur l'exercice de suspension autre que l'étude sur laquelle ce livre est basé. Les chirurgiens effectueront une opération coûteuse qui enlèvera quelques mm d'os de l'acromion et d'une partie de la bourse pour faire plus de place pour la coiffe des rotateurs. Cette chirurgie enlève des tissus importants de l'articulation acromio-humérale, la nouvelle articulation de l'épaule.

Les résultats de cette chirurgie coûteuse sont au mieux déroutants. L'exercice de suspension fournira la même amélioration d'espace en remodelant les os de l'épaule et les ligaments et en rétablissant la souplesse normale de ces structures. En utilisant les exercices, vous pouvez généralement éviter les pilules, la thérapie et la chirurgie.

Il ressort de plus de plus de 36 ans de recherche clinique sur l'exercice de suspension qu'il est non seulement sûr, mais extrêmement efficace pour soulager et prévenir les causes les plus courantes de douleurs à l'épaule. Jusqu'à ce que je découvre l'exercice de suspension, je suivais l'habituel cycle « kiné-suivi-de-chirurgie » dans ma propre pratique.

Jusque-là, je n'avais pas d'autres options de traitement. Après 1983, je suis devenu beaucoup plus conservateur et j'ai pratiqué beaucoup moins de chirurgies de l'épaule. Beaucoup de ceux qui ont commencé l'exercice de suspension et la musculation ont pu se libérer de leur douleur quelques jours ou semaines après le début des exercices.

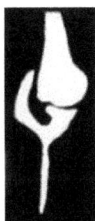

Comme la Brindille est Pliée, L'épaule est remodelée par la Suspension

Un arbre peut être remodelé en pliant et en déformant ses branches. Le secret du problème d'épaule le plus courant, le syndrome de conflit sous-acromial, est que les tissus contractés de l'arc CA peuvent être étirés et remodelés par suspension ou brachiation. Nous savons cela à la suite de contraintes appliquées aux tissus. C'est le même principe sur lequel les orthodontistes s'appuient pour redresser les dents. Ce principe est appelé "loi de Wolff." Nous savons par des expériences sur cadavre en laboratoire que l'acromion se redressera et que le ligament coraco-acromial s'étirera lorsque le bras sera levé par une force.

Dans ces expériences, des repères de contrainte ont été placés dans l'os acromion pour mesurer **la flexion acromiale qui maintient la santé de l'épaule.** Des flexions et des étirements prolongés répétés utilisant la loi de Wolff remodèleront ces structures en offrant plus d'espaces pour la coiffe des rotateurs.

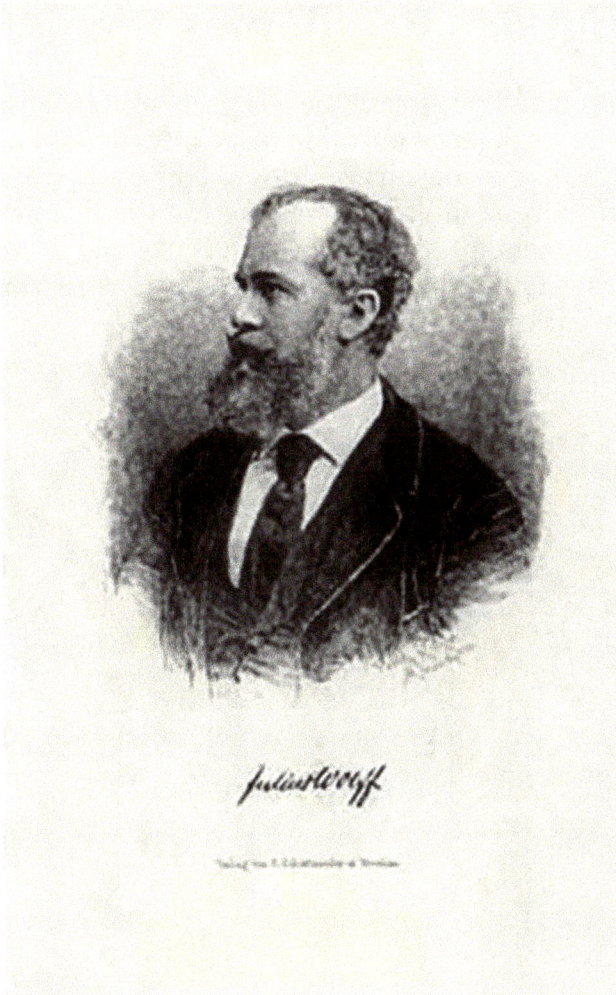

Fig. 19 Julius Wolff (1836–1902). La loi de Wolff est une théorie développée par Julius Wolff, un anatomiste et chirurgien allemand du 19e siècle. La loi stipule que "l'os chez une personne ou un animal en bonne santé s'adaptera aux charges sous lesquelles il est placé."

Début des Problèmes D'épaules

Le rétrécissement progressif de l'espace sous-acromial dû au temps et à la négligence entraîne des frottements, une usure et éventuellement des déchirures de la coiffe des rotateurs. La suspension redressera l'acromion et étirera le ligament coraco-acromial, augmentant ainsi l'espace de sorte que les tendons de la coiffe des rotateurs puissent glisser sans obstruction. C'est le mécanisme par lequel l'épaule est guérie.

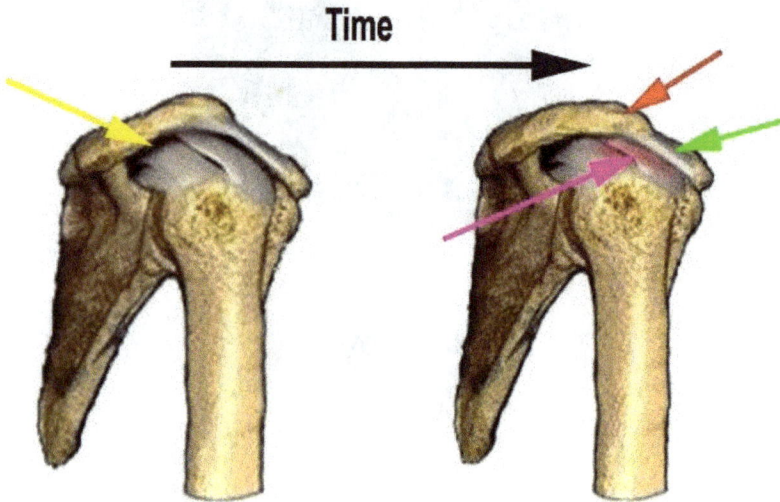

Fig. 20 C'est ainsi que l'arc CA se déforme en l'absence de suspension et de brachiation. Au fil du temps, avec la gravité et la négligence, l'acromion se déforme vers le bas en une forme crochue et le ligament coraco-acromial se raccourcit. Ces déformations appuient sur les tendons de la coiffe des rotateurs, provoquant une inflammation et des douleurs. Flèche rose, tendons de la coiffe des rotateurs inflammés ; flèche rouge, acromion crochu. Flèche verte : ligament acromio-coracoïde raccourci. Flèche jaune : espace sous-acromiale.

Une Petite Anatomie de l'épaule

Je n'entre pas dans les détails en décrivant l'anatomie de l'épaule comme dans les manuels médicaux sur l'épaule. L'exercice de suspension rend inutile la compréhension de tous les aspects de l'anatomie. L'exercice guérit et maintient l'épaule dans la plupart des cas, quel que soit le diagnostic.

X-rays

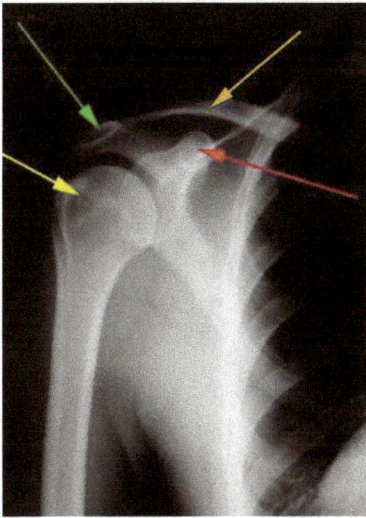
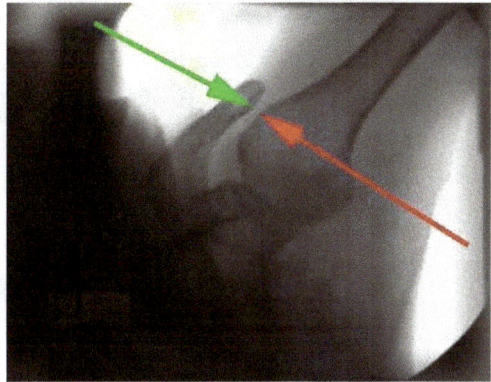

Fig. 21   **Fig. 22**

Fig. 21 Radiographie. Flèche jaune, humérus ; flèche verte, acromion ; flèche rouge, processus coracoïde ; Flèche orange, clavicule.

Fig. 22 Image prise à partir d'une vidéo aux rayons X d'un sujet levant le bras pour montrer l'articulation acromio-humérale. Ce sera expliqué à plusieurs reprises tout au long du livre. Flèche verte, acromion. Flèche rouge, l'humérus.

La Nouvelle Articulation de l'épaule
L'articulation Acromio-humérale

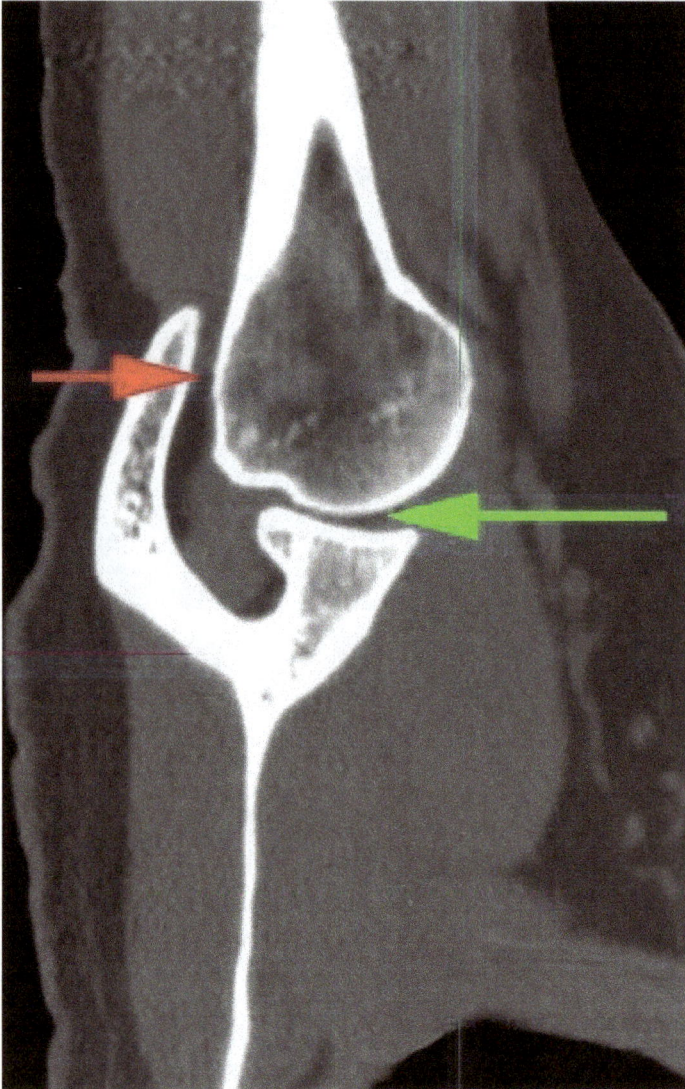

Fig. 23 Une coupe sagittale des deux articulations principales de l'épaule : flèche rouge, articulation acromio-humérale. Flèche verte, l'articulation gléno-humérale.

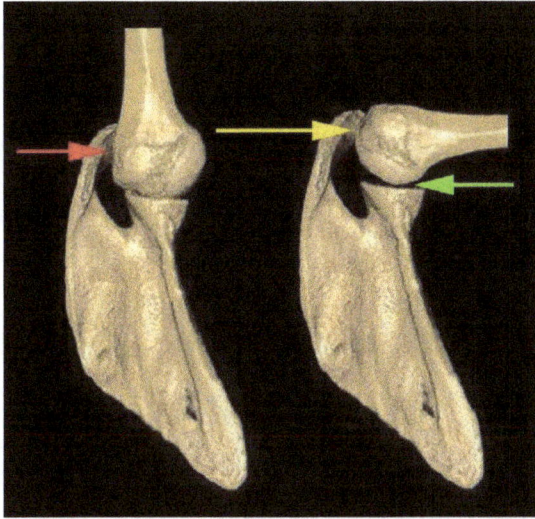

Fig. 24 A gauche, image 3D de l'épaule en suspension, flèche rouge, articulation acromio-humérale. A droite, lorsque le bras est abaissé, l'articulation acromio-humérale n'est plus engagée. Flèche en or, espace pour les tendons de la coiffe des rotateurs ; flèche verte, l'articulation gléno-humérale.

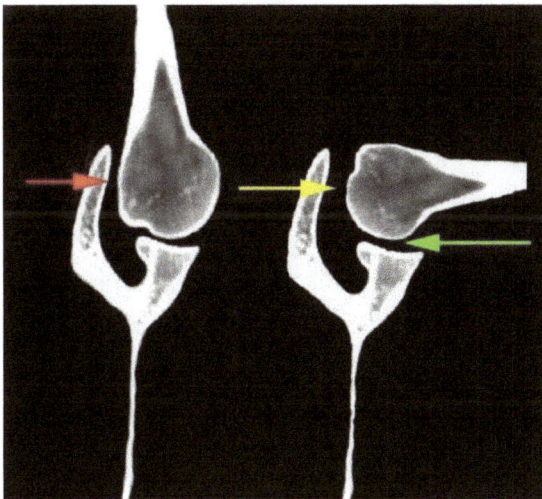

Fig.25 La même anatomie que sur la **Fig.24** dans une image en coupe sagittale. Flèche rouge, l'articulation acromio-humérale. A gauche, l'humérus s'appuie et plie l'acromion.

La Présentation Habituelle de L'anatomie de l'épaule

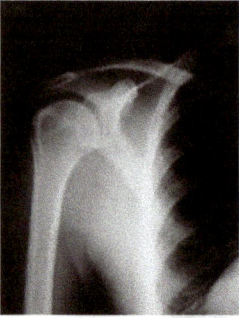

Fig. 26
Radiographie

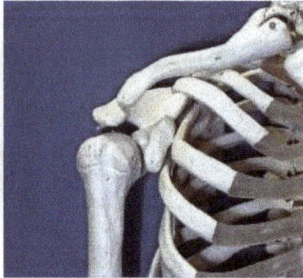

Fig. 27
Squelette

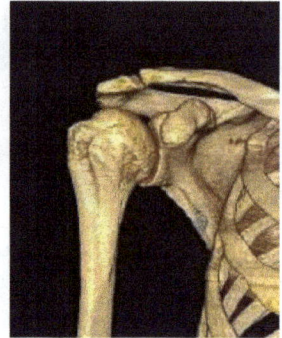

Fig. 28
Tomo-densitométrie

La présentation commune de l'épaule, du bras sur le côté nous empêche d'avoir une compréhension complète de la biomécanique de l'épaule.

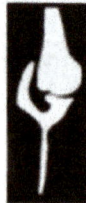

Le Squelette vu Pendant la Suspension

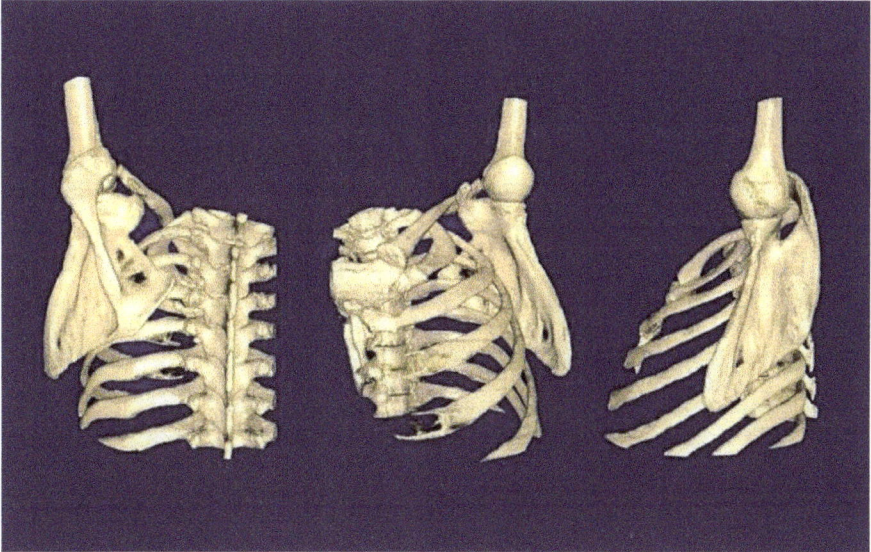

Fig. 29 Squelette d'épaule vu pendant la simulation de l'exercice suspendu. La visualisation de ces images du squelette de l'épaule faites en simulant l'exercice de suspension nous donne un nouvel aperçu de la biomécanique de l'épaule. Aucune autre source ne présente ces vues de l'épaule. Recherchez sur Internet une image de l'épaule vue pendant la suspension. Il n'y en a pas.

L'articulation Scapulo-thoracique

Un aspect important de l'épaule est l'articulation scapulo-thoracique (ST). L'espace entre l'omoplate et les côtes est l'articulation scapulo-thoracique. Cette articulation est formée par l'omoplate (omoplate) glissant sur le thorax ou la poitrine. La large gamme de mouvement disponible pour l'épaule est due en grande partie à la gamme de mouvement disponible à cette articulation. Vous pouvez visionner des vidéos de mouvement articulaire scapulo-thoracique sur YouTube.

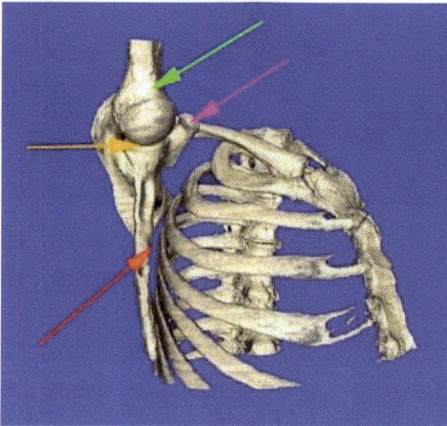 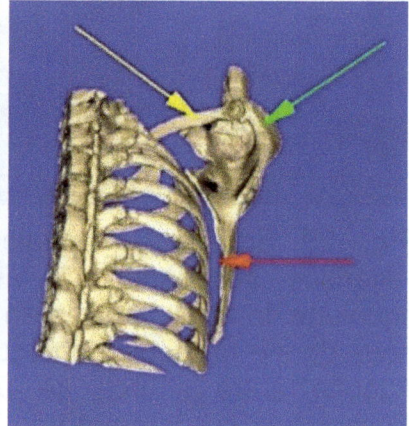

Fig. 30   **Fig. 31**

Sur la **Fig. 30**, vue de face / antérieure : flèche rouge, l'articulation scapulo-thoracique ; flèche verte, l'humérus ; flèche or, l'articulation gléno-humérale ; flèche rose, le processus coracoïde. Sur la **Fig. 31**, vue arrière / postérieure : flèche rouge, articulation scapulo-thoracique ; flèche jaune, clavicule ; flèche verte, acromion. L'articulation scapulo-thoracique est également appelée articulation ou interface scapulo-thoracique.

Un aspect important de l'épaule : l'articulation scapulo-thoracique (ST) - flèches rouges. L'espace entre l'omoplate et les côtes est l'articulation ST. Cette articulation est formée par l'omoplate (omoplate) glissant sur le thorax (poitrine) avec des muscles interposés assurant la lubrification.

Muscles et Tendons des Épaules

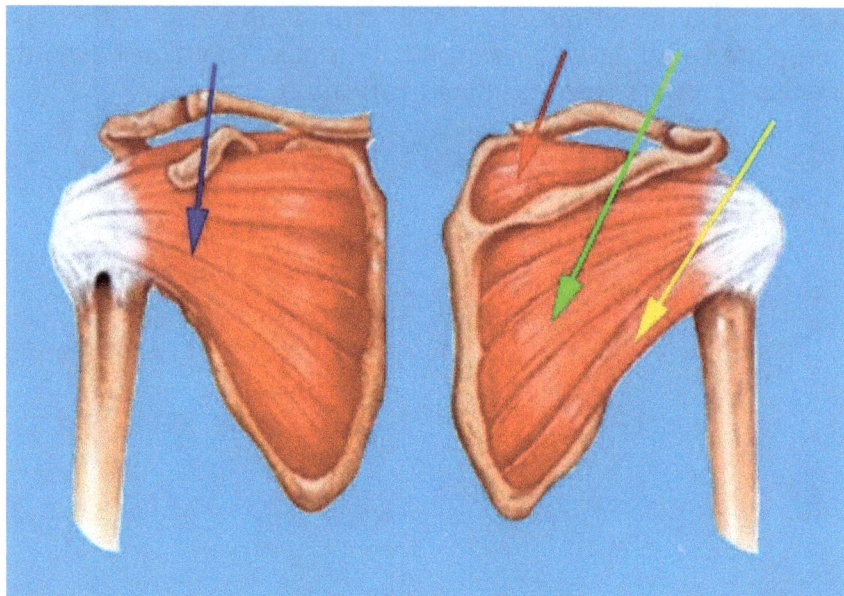

Fig. 32 Les quatre muscles et tendons de la coiffe des rotateurs. Sur la vue antérieure/frontale gauche : flèche bleue, sous scapulaire. A droite : vue postérieure/arrière. Flèche rouge sus épineux. Flèche verte, sous épineux. Flèche jaune, petit rond. Ces muscles élèvent le bras et maintiennent la tête de l'humérus dans la cavité glénoïde.

Formes Acromiales

Il existe une classification des différentes formes d'acromions dans la littérature, qui est arbitraire. Les acromions vont, de façon continue, des formes les moins crochues aux formes les plus crochues, mais tous se plieront et se remodèleront avec l'exercice de suspension.

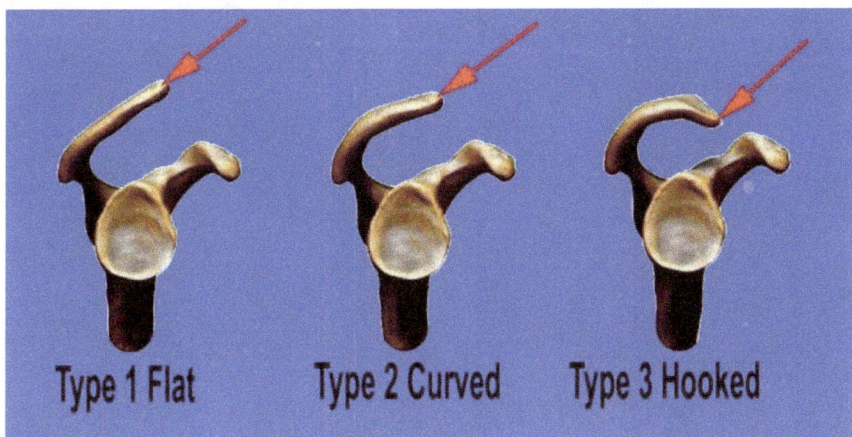

Fig. 33 Flèches rouges, l'acromion. La forme crochue de l'acromion montrée est probablement exagérée. Image adaptée du web.

La forme acromiale varie du type plat 1, au type 2 incurvé, au type 3 crochu. Aussi crochu que soit l'acromion, l'exercice de suspension va, avec le temps, le redresser, réduire son aspect crochu et soulager le conflit sous-acromial, empêchant ainsi des déchirures de la coiffe des rotateurs. La recherche a montré que les différentes formes de l'acromion sont acquises en réponse aux forces de traction appliquées via le ligament coraco-acromial (CAL) et ne sont pas présentes à la naissance. Les chirurgiens opèrent généralement pour retirer la partie crochue de l'acromion en faisant ce qu'on appelle « une chirurgie de décompression sous-acromiale » (SAD).

Vue d'une Épaule de Cadavre

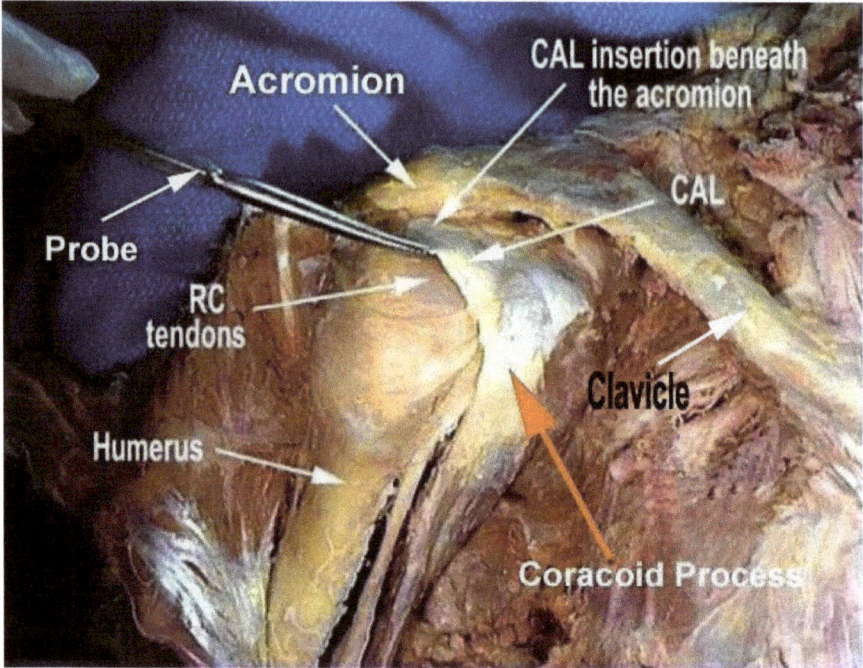

Fig. 34 Une vue d'un cadavre montrant l'arc CA : acromion, CAL (ligament coraco-acromial) et processus coracoïde : flèche orange. Un instrument est placé sous le ligament coraco-acromial. Notez que le ligament s'insère sous l'acromion. Cela permet au ligament de fournir une surface de glissement pour les tendons de la coiffe des rotateurs. Pendant la chirurgie de décompression sous-acromiale, le ligament est souvent libéré ou retiré. Le ligament est important car il amortit et lubrifie l'articulation acromio-huméral.

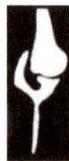

Images CT Scan Pendant la Suspension

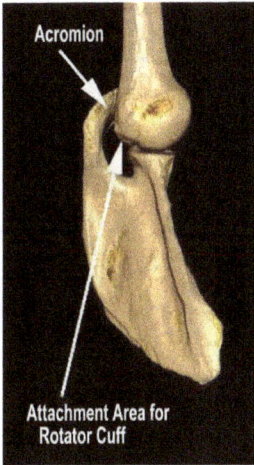

Fig. 35

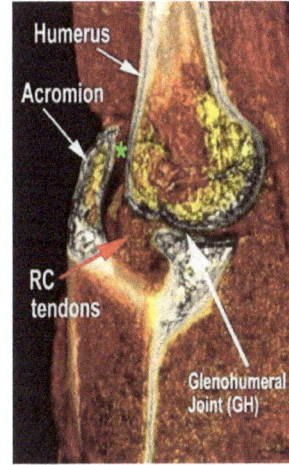

Fig. 36

Images prises à partir d'un scanner d'un sujet simulant la position suspendue. Sur la **Fig. 35,** on peut voir la relation entre l'humérus et l'omoplate pendant la suspension. Sur la **Fig. 36** les tendons et les muscles de la coiffe des rotateurs (RC) sont détendus dans leur "position de repos." Cette image a été faite avec un réglage de numérisation pour montrer les tissus mous. Notez la position des tendons de la coiffe des rotateurs (flèche rouge) éloignée de l'acromion. Cette position des tendons de la coiffe ne permet pas de blesser ces structures pendant l'exercice de suspension. L'astérisque verte indique l'articulation acromio-humérale. L'humérus s'appuyant sur l'acromion redresse progressivement l'acromion pour faire plus de place aux tendons de la coiffe. Ces images sont présentées dans des vidéos sur www.kirschshoulder.com et sur la chaine YouTube sous la direction du Dr. John M. Kirsch.

Vue rapprochée de l'articulation Acromio-humérale

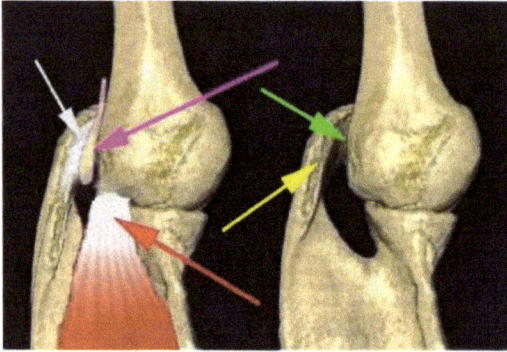 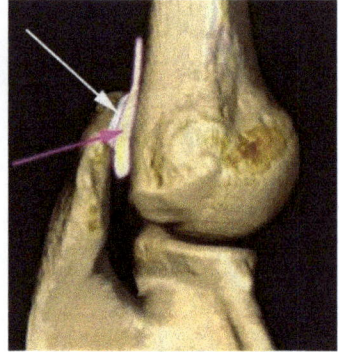

Fig. 37   **Fig. 38**

Ces images démontrent l'articulation entre l'humérus et l'acromion, l'articulation « acromio-humérale » (flèche verte) et le rendu par l'artiste des tissus mous entre ces deux parties osseuses de l'épaule. Ces tissus mous comprennent le ligament coraco-acromial (CAL) (flèches blanches) qui s'insère sur la face inférieure de l'acromion, la bourse sous-acromiale (flèches roses) et les tendons et muscles de la coiffe des rotateurs (flèche rouge). Notez le positionnement en sécurité des insertions des tendons de la coiffe des rotateurs (flèche rouge). Les tendons et leurs insertions sont bien en arrière de l'acromion qui pourrait pincer ou blesser les tendons. Acromion (flèche jaune).

Les Exercices
Qui Devrait Faire les Exercices ?

Tout le monde devrait faire ces exercices car non seulement les exercices soulagent la plupart des problèmes de douleur à l'épaule, mais ils les empêchent de se produire.

Nous, les humains, ainsi que certains des singes (gibbon, siamang, et parfois l'orang-outan, le gorille et le chimpanzé) possèdent la capacité innée unique de nous accrocher par la main ou de « brachier ». Qu'on le veuille ou non, nous les humains, si nous sommes en bonne santé, et certains singes, partageons une anatomie de l'épaule et une fonction préhensile très similaires, c'est-à-dire la capacité de saisir une barre ou une branche d'arbre et de se balancer d'une barre à l'autre, d'une branche à l'autre. Enfants, nous nous sommes accrochés à des barres de singe et à des équipements de jeux similaires. Les nourrissons sont capables de se suspendre à divers supports. En sortant de l'enfance, la plupart d'entre nous se tournent vers d'autres activités, y compris divers sports. Très peu d'activités sportives nécessitent une «brachiation» ou une suspension. Ainsi, avec le temps, nous perdons cette faculté qui nous a été donnée à la naissance. Même ainsi, la plupart des personnes par ailleurs en bonne santé, si elles sont motivées, sont capables de retrouver la capacité de simuler la «brachiation» en se suspendant à une barre ... s'ils peuvent en trouver ! Regardez autour de vous, il vous sera difficile de trouver quelque chose pour vous accrocher. Des barres de suspension appropriées ont été retirées de la plupart des terrains de jeux et ne sont pas fournies dans la plupart des gymnases. Les exercices décrits ici sont destinés à ceux qui souhaitent soulager leur syndrome de pincement sous-acromial (SIS), leur blessure à la coiffe des rotateurs ou leur épaule gelée et maintenir des épaules saines sans pilule, thérapie ou chirurgie. Les exercices peuvent être utilisés même en présence de déchirures de la coiffe des rotateurs. Si vous pouvez soulever le bras à l'horizontale avec une bonne force, vous devriez pouvoir commencer les exercices. Si le bras peut être soulevé à l'horizontale, la coiffe des rotateurs ne sera plus pincée ou irritée par les exercices. Ces exercices sont destinés aux personnes de tous horizons et âges de la vie, que vous soyez un homme d'affaires, un ouvrier, un athlète, un homme ou une femme.

L'athlète qui utilise l'épaule pour ses activités aériennes trouvera l'exercice de suspension très utile pour soulager et prévenir d'autres problèmes d'épaule. Les nageurs, les joueurs de football, de hockey, de baseball, de tennis et de basket-ball dépendent tous de l'élévation répétée et indolore des bras pour leur sport. Les exercices décrits dans ce livre assureront une liberté et une force maximales avec une élévation répétée des bras.

Les causes de la douleur à l'épaule ont été largement étudiées mais restent mal comprises. Il a été établi que certaines conditions de travail sont plus susceptibles d'entraîner des douleurs à l'épaule. Travail aérien prolongé, charges lourdes, poussée, traction et élévation soutenue des bras, comme chez les coiffeurs.

La personne type qui utilisera l'exercice de suspension est par ailleurs en bonne santé mais souffre de douleurs à l'épaule qui apparaissent sans raison apparente. Ils peuvent soudainement remarquer que mettre un manteau provoque des douleurs à l'épaule, ou assis devant leur ordinateur, ils commencent à avoir des douleurs à l'épaule en tenant la souris, ou faire des travaux en hauteur de toute sorte provoque des douleurs à l'épaule. D'autres peuvent constater que leurs épaules commencent à se sentir raides et ressentent une douleur qui limite leur amplitude de mouvement. Les étirements intermittents et la suspension sur un support soulageront la douleur associée à un travail prolongé sur ordinateur / bureau. L'exercice de suspension ne soulagera pas tous les maux d'épaule. L'exercice va étirer l'arcade ligamentaire et osseuse recouvrant la coiffe des rotateurs, l'arc CA qui se compose de l'acromion, du ligament coraco-acromial (CAL) et du processus coracoïde, et comprimer la bourse sous-acromiale enflée, maintenant ainsi la santé de ces tissus. Il existe de nombreuses autres parties du corps qui sont étirées lors d'un exercice de suspension, y compris la colonne vertébrale.

L'exercice de Suspension

Le premier et de loin le plus important des exercices qui soulageront la douleur à l'épaule en remodelant l'os et les ligaments qui pincent la coiffe des rotateurs est l'exercice de suspension à une barre. Il s'agit du seul exercice d'épaule qui étirera, pliera et remodèlera efficacement l'arcade CA pour offrir plus d'espace pour la coiffe des rotateurs. Si vous savez déjà que vous avez une déchirure de la coiffe des rotateurs par une IRM ou d'autres examens, l'exercice de suspension n'aggravera pas la déchirure.

Tout en étant suspendu, la coiffe des rotateurs est détendue et loin derrière l'arc CA incriminé. Assurez-vous de retirer tout bijou à la main qui pourrait gêner la suspension sur la barre (bagues, etc.). Des crochets d'haltérophilie qui s'attachent au poignet peuvent permettre des temps de suspension plus longs. Au fur et à mesure que vous progressez avec votre programme de suspension, vous remarquerez que des callosités se formeront sur vos doigts et vos paumes. Il s'agit d'une réponse normale à l'exercice de suspension, mais ceci peut être diminuée à l'aide de gants et d'un rembourrage de barre.

L'exercice de suspension est effectué sur une période de 10 à 15 minutes pendant laquelle vous vous accrochez pendant des intervalles de 10 à 30 secondes en utilisant les deux mains comme toléré, en appliquant un poids corporel complet ou partiel. Vous devriez vous suspendre pendant de brefs intervalles au début, en prenant des pauses pendant une minute environ. Pendant la suspension, les épaules et le corps doivent être détendus pour permettre à la gravité d'agir sur les muscles des épaules, les os et les ligaments. Laissez la gravité faire son travail. Les seules parties du corps qui devraient être actives sont les mains pour saisir la barre. Les mains doivent être en position avec les paumes tournées vers l'avant et non en position de traction. La position du bras en position de traction n'allongera pas l'arc CA car dans cette position, le bras ne peut pas être levé assez haut pour appliquer une force de flexion à l'arc CA. L'élévation complète du bras ne se produit qu'en étant suspendu avec les paumes vers l'avant. Pour tester cela, essayez de lever la paume de votre bras vers le haut puis la paume vers le bas.

La plupart des personnes ressentiront beaucoup de douleur ou d'inconfort lors de la première tentative de suspension. L'exercice est en ce sens contre-intuitif ou paradoxal. Paradoxalement, la douleur ressentie en s'accrochant à une barre ne blessera pas l'épaule, mais doit être acceptée pour surmonter la contracture de l'arc CA et la rigidité des contraintes scapulaires. Vous remarquerez que la douleur disparaîtra après avoir été suspendue pendant quelques instants. Si vous ne ressentez pas de douleur en vous accrochant, l'exercice est toujours important pour inverser et prévenir la contracture de l'arc CA.

Rappelez-vous que lorsque vous vous suspendez, vous

É-T-I-R-E-Z

l'arche coraco-acromiale. Vous avez fait le premier pas pour remodeler vos épaules ! Les prochaines pages montrent des photos de personnes faisant l'exercice de suspension à l'aide de barres et même d'une branche d'arbre, la barre de la nature !

Personnes Suspendues

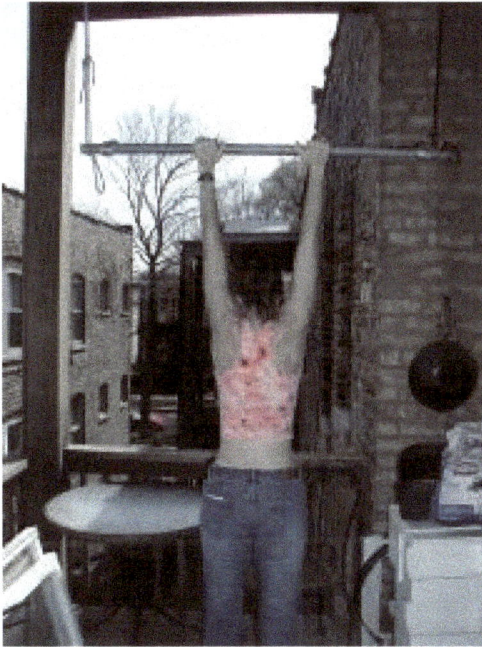

Fig. 39

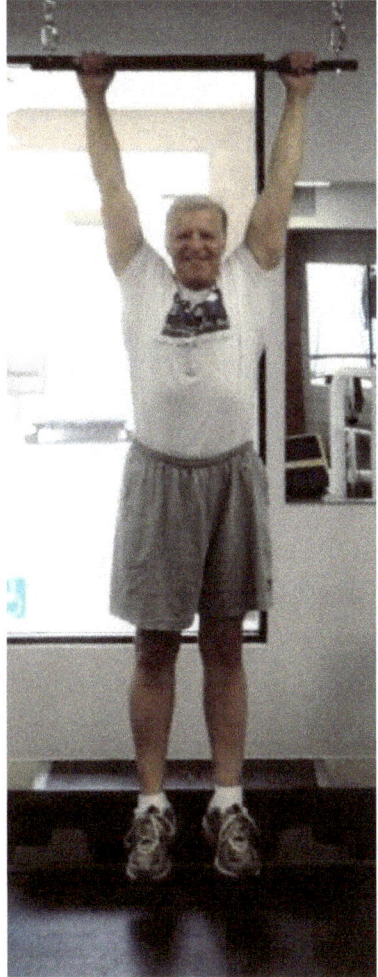

Fig. 40

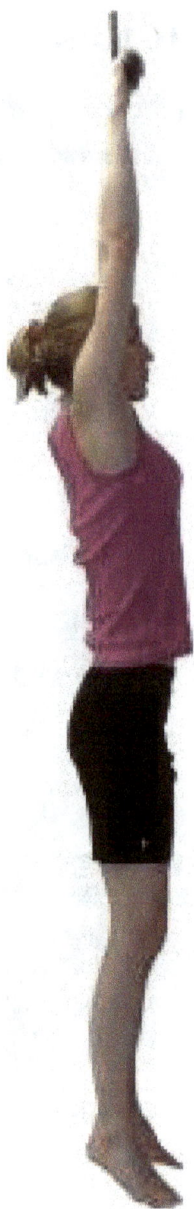

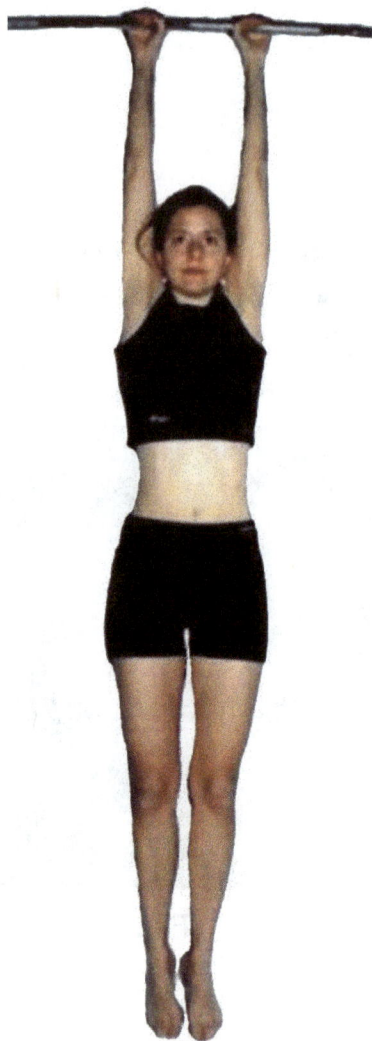

Fig. 41   **Fig. 42**

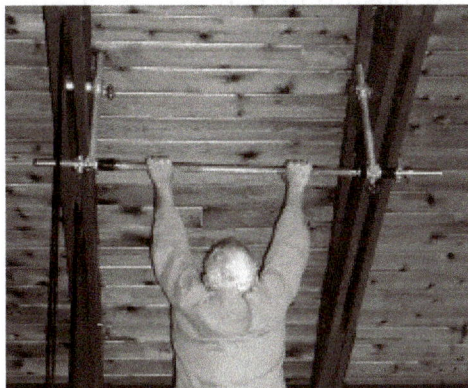

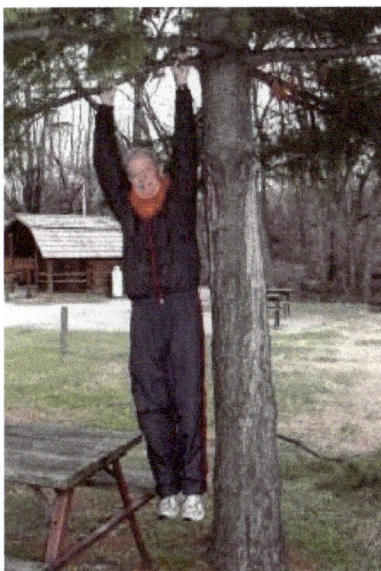

Fig. 43   **Fig. 44**

Fig. 43 L'auteur se suspend à une barre ; et, **Fig. 44,** à la branche d'un arbre à portée de main.

Suspension Partielle à Poids Réduit

Au début, vous ne pourrez peut-être pas vous accrocher avec tout votre poids. Vous pouvez commencer par garder les pieds sur le sol en saisissant la barre positionnée plus bas et vous étirer par suspension partielle jusqu'à ce que la force et la portée s'améliorent.

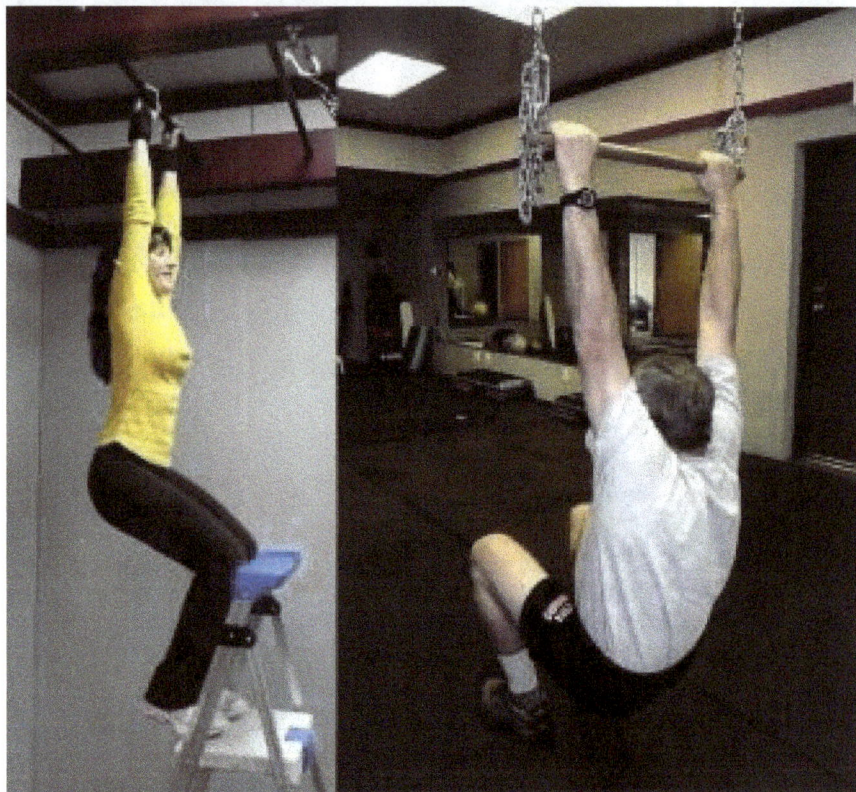

Fig. 45 À gauche : l'instructrice montre une suspension partielle à l'aide d'une échelle comme support. À droite, un sujet se suspend en étant agenouillé.

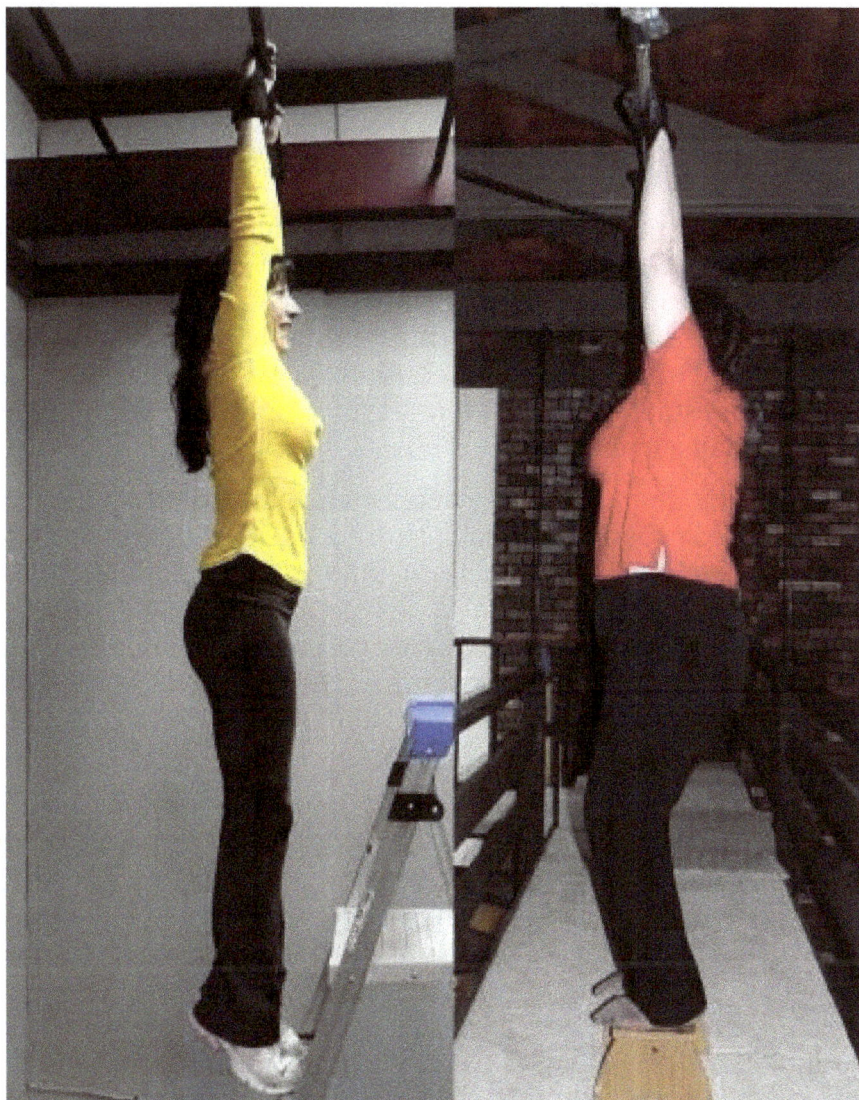

Fig. 46 À gauche : Une instructrice de fitness montre une suspension avec tout son poids à l'aide d'une échelle pour atteindre la barre. À droite : Ce sujet a guéri une douleur à l'épaule qui durait depuis 35 ans en deux semaines, avec un poids partiel suspendu.

Soulever des Poids

L'exercice de suspension est suivi d'exercices avec haltères qui sont idéalement exécutés immédiatement après l'exercice de suspension, car c'est alors que l'arche CA a été étirée, permettant aux tendons de la coiffe des rotateurs de se déplacer plus librement sous la voûte. Ces exercices de musculation simples sont importants pour renforcer la coiffe des rotateurs et les autres muscles que nous utilisons pour lever le bras. Le renforcement de ces muscles équilibrera les forces autour de l'épaule et restaurera les tendons et les muscles de la coiffe des rotateurs dans un état sain et robuste.

Les exercices de musculation nécessitent plus de discipline que l'exercice de suspension. Se suspendre à une barre est en grande partie un exercice passif utilisant uniquement les doigts pour saisir la barre. Lever des poids nécessite l'utilisation active et synchronisée de nombreux muscles autour des épaules et de la coiffe des rotateurs, le grand dorsal, les triceps, les biceps, le deltoïde et d'autres muscles. Cela demande du travail et de la discipline !

Le programme avec poids ne devra commencer que lorsque on est capable de lever le bras au-dessus de l'horizon sans poids supplémentaire. Un poids d'haltère de 0,5 à 4 kg est utilisé en faisant autant de répétitions que tolérées. Un objectif raisonnable à long terme pour la plupart des personnes sera de 30 à 45 répétitions. Ces exercices devraient inclure des élévations des bras vers l'avant, latéraux et vers l'arrière, en gardant les paumes tournées vers le sol. La position des paumes vers le bas est importante car elle positionne l'humérus de sorte qu'il aide à pousser et redresser l'arche CA à chaque élévation du bras.

Si vous savez que vous avez une déchirure de la coiffe des rotateurs mais que vous pouvez lever le bras vers l'horizon, vous pouvez commencer l'exercice de suspension et au fil du temps, ajoutez les exercices de musculation. En soulevant des poids plus légers, en faisant moins de répétitions, et en évitant les portions de mouvement qui sont douloureuses, vous devriez pouvoir renforcer les parties intactes de la coiffe des rotateurs. Les petites déchirures de la coiffe des rotateurs peuvent guérir. Les exercices de musculation sont présentés dans les pages suivantes.

Modèle soulevant des Poids

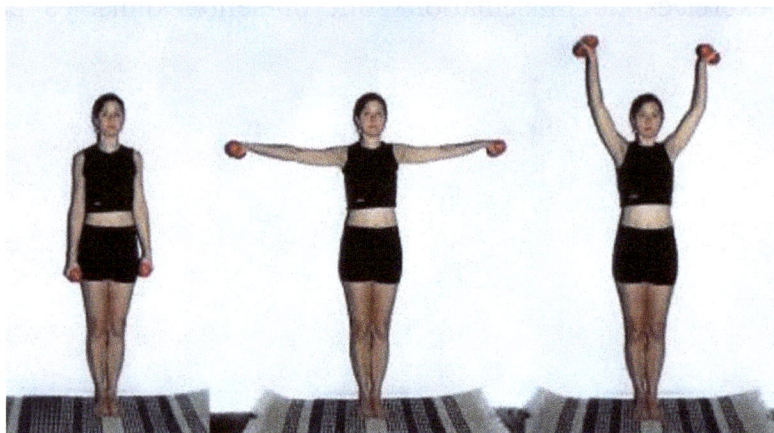

Fig. 47 L'exercice d'élévation latérale. Votre objectif est de faire 30 à 45 répétions avec un poids, aussi petit soit-il, avant d'augmenter le poids. Notez la position paumes vers le bas.

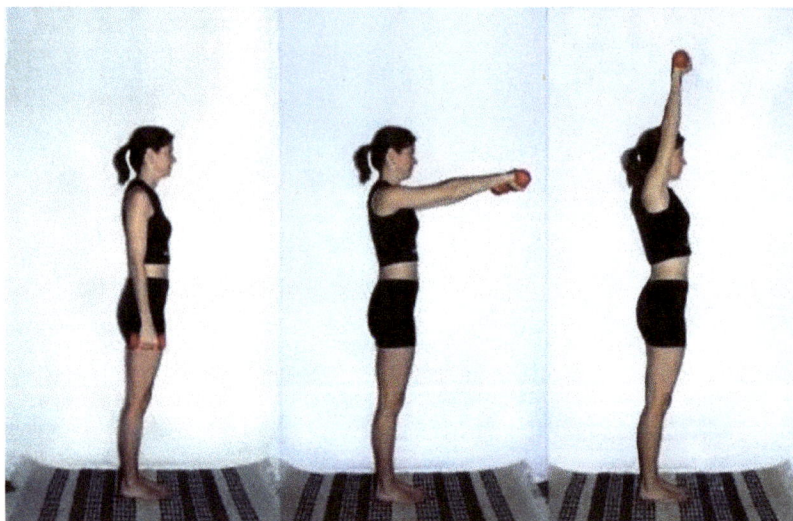

Fig. 48 L'exercice d'élévation frontale. Votre objectif est de faire 35 à 40 répétitions avec un poids raisonnable, avant d'augmenter les poids de l'haltère. Notez la position paumes vers le bas.

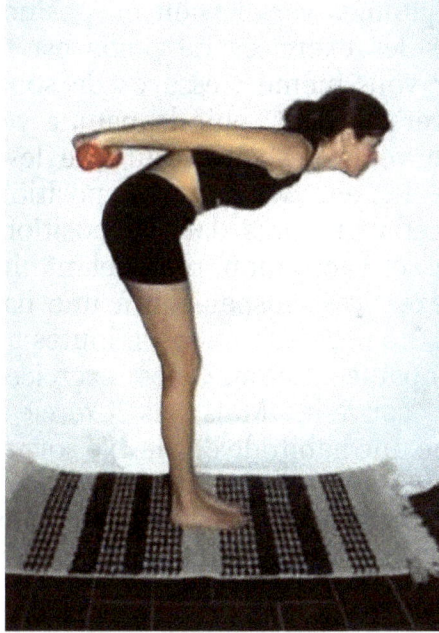

Fig. 49 L'élévation de poids vers l'arrière. Les poids sont portés avec les bras sur le côté, paumes vers le bas, levant le bras vers le haut et vers l'arrière.

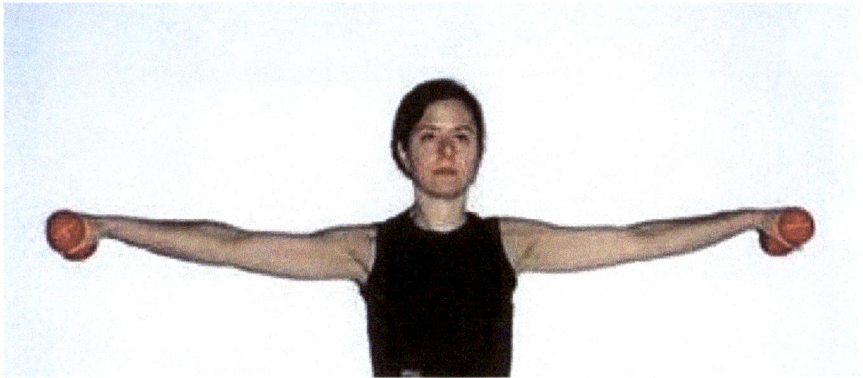

Fig. 50 Notez la position paumes vers le bas. Cette position permet au côté de l'humérus de soulever et d'étirer l'arche CA. Prenez votre temps avec le programme, et après quelques mois, variez le programme afin qu'il ne devienne pas une routine ennuyeuse.

La position des paumes vers l'avant en position suspendue et vers le bas dans les exercices de poids est très importante. Essayez ceci par vous-même : essayez de soulever votre bras avec la paume vers le haut, puis la paume vers le bas. Vous remarquerez que vous êtes en mesure de lever votre bras à pleine hauteur seulement avec la paume positionnée vers le bas. Cette position met votre bras dans la position optimale pour soulever et redresser l'acromion, remodelant ainsi votre épaule. Faire ces deux exercices, suspension à une barre et exercices avec poids légers, ne nécessite que 15 minutes par jour. Lorsque la douleur à l'épaule diminue, les exercices peuvent être effectués moins souvent. Mais les exercices doivent être poursuivis comme une habitude de vie. Ne soyez pas pressé dans votre progression avec les exercices. Le remodelage se poursuivra pendant de nombreuses années après le début du programme. Écoutez votre corps et suivez ses conseils. Patience et persévérance !

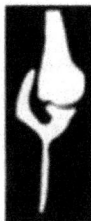

Les Problèmes D'épaule les Plus Courants

La coiffe des rotateurs est un complexe de tendons dans l'épaule qui aide à soulever le bras. La plupart des déchirures de la coiffe des rotateurs sont causées par le syndrome de conflit sous-acromial, l'âge et la négligence. Le syndrome de conflit ou le syndrome de douleur sous-acromiale est causé par une raideur ou une contracture de l'arcade ligamentaire et osseuse (l'arche CA) qui recouvre le haut du bras et les tendons de la coiffe des rotateurs qui soulèvent le bras.

La cause de la contracture de l'arche CA reste mystérieuse, mais est probablement liée à l'âge, au manque d'activité (en négligeant de se suspendre ou de faire des « brachiations ») et à la gravité. Le bras humain moyen pèse environ 4,5 Kg. L'attraction continue de la gravité sur le bras transférée par les ligaments et les muscles peut tirer très progressivement sur l'arche CA et la déformer vers le bas en pinçant la coiffe des rotateurs qui est déjà affaibli par l'âge et le manque d'activité.

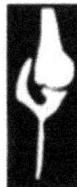

Aux États-Unis, Le Syndrome de Conflit Sous-acromial

Le Syndrome de la Douleur Sous-acromiale en Europe

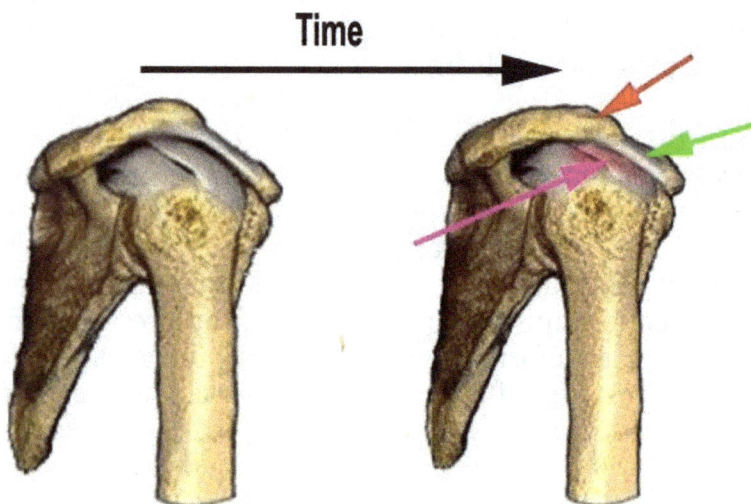

Fig. 51 Le "syndrome du conflit sous-acromiale", plus adéquatement appelé "le syndrome de la douleur sous-acromiale" en Europe. À gauche, image d'une épaule normale montrant les tendons de la coiffe des rotateurs sous l'acromion normal et l'arcade CA. A droite, à cause du temps et par manque d'activité, l'acromion devenant crochu (flèche rouge) appuie sur les tendons de la coiffe des rotateurs qui s'enflamment (flèche rose) et le ligament coraco-acromial (flèche verte) est raccourci.

Soulager le Conflit en se Suspendant

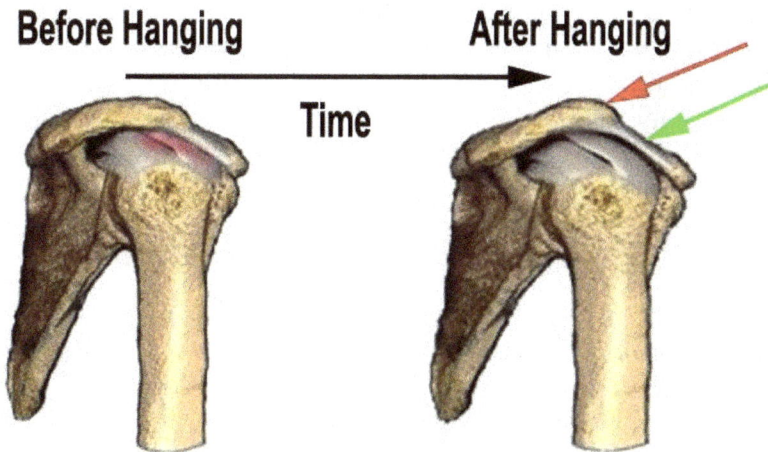

Fig. 52 Il n'y a pas d'espaces vides dans les tissus de l'épaule. En raison de la nature compacte du corps humain, la déformation de l'acromion n'a pas besoin d'être très grande pour causer des problèmes : douleur et compression irritante et déchirures de la coiffe des rotateurs. C'est peut-être à cause de cette conception compacte que l'exercice de suspension, en utilisant l'humérus (l'os en haut du bras) appuyé sur l'acromion, est efficace pour ramener l'acromion à la normale.

Le redressement acromial par suspension n'a pas besoin d'être très grand pour soulager les douleurs à l'épaule. La compression de la bourse sous-acromiale et la flexion de l'acromion de seulement quelques millimètres soulageront le processus de conflit sous-acromial et commenceront à guérir l'épaule. C'est peut-être la raison pour laquelle beaucoup de personnes ont soulagé leurs douleurs d'épaule dès les premiers jours suivant le début des exercices.

La chirurgie de l'épaule la plus répandue est la décompression arthroscopique ou sous-acromiale avec retrait d'une partie de l'acromion et excision/libération du ligament coraco-acromiale. Que se passe-t-il pendant cette chirurgie ? L'acromion est d'abord rasé pour faire plus de place aux tendons de la coiffe des rotateurs. Traditionnellement les chirurgiens retiraient ou libéraient le ligament coraco-acromial, pensant que cela donnerait de meilleurs résultats. On pense maintenant que le ligament doit être préservé pour éviter l'instabilité de l'épaule et c'est un sujet de débat. La bourse sous-acromiale est partiellement ou complètement retirée.

Je présente les études suivantes pour vous aider à prendre une décision éclairée concernant la chirurgie de l'épaule. Des études récentes posent sérieusement la question de l'efficacité et de la nécessité de la chirurgie.

La première décompression sous-acromiale arthroscopique a été réalisée en 1983. Sa popularité a connu une croissance exponentielle. La plupart des revues d'études disponibles proviennent d'Europe et du Royaume-Uni. Une étude réalisée en Grande-Bretagne a recensé 2523 interventions chirurgicales en 2000, 21 355 en 2010 et dix fois ce nombre aux États-Unis. Une étude attentive d'un large échantillon des études a montré qu'il avait n'y avait AUCUN bénéfice significatif à l'opération.

Dans un autre rapport, je cite une étude présentée à Barcelone en Espagne en 2016. Le groupe a étudié 140 patients ayant subi une décompression sous-acromiale arthroscopique. Après 12 ans, les résultats par rapport à ceux n'ayant pas subi de chirurgie ont montré qu'il n'y avait aucun avantage à l'opération. Le groupe n'a pas pu recommander de chirurgie pour un conflit sous-acromial. Ils ont recommandé un programme d'exercices plutôt qu'une intervention chirurgicale.

Dans le BMJ (British Medical Journal) en février 2019, un article a été publié montrant que la chirurgie de décompression sous-acromiale s'accompagnait de complications graves, notamment des cas d'épaule gelées, des décès, des saignements importants, des fractures acromiales, des infections profondes,

des lésions nerveuses, périphériques, des thrombo-embolies veineuses et de graves complications d'anesthésie, et il n'y avait essentiellement aucun avantage à l'opération. Bien que réelle, l'incidence de ces complications est faible, inférieure à 3%.

Le groupe d'étude a conclu que presque tous les patients bien informés refusaient la chirurgie et ont donc fait une forte recommandation contre la chirurgie.

Aux États-Unis, une étude réalisée en février 2019 et publiée dans le Journal of Bone and Joint Surgery (JBJS) a révélé qu'il n'y avait pas de différence entre une arthroscopie diagnostique simple et une décompression sous-acromiale arthroscopique. Les résultats ne soutiennent pas la pratique actuelle consistant à effectuer une décompression arthroscopique sous-acromiale sur tous les patients atteints du syndrome de conflit sous-acromial.

De nombreuses autres études de résultats ont été réalisées pour évaluer le succès de la chirurgie de décompression sous-acromiale et les résultats sont au mieux déroutants. Compte tenu de l'épreuve de la chirurgie et des mois de thérapie prolongés, de son coût saisissant (25,000$+ en moyenne en 2019 aux États-Unis) avec son taux de réussite douteux, l'exercice de suspension avec un succès proche de 90% semble préférable. Une fois l'opération chirurgicale effectuée, elle ne peut pas être annulée et personne ne peut vous rendre votre épaule.

Les autorités affirment que le syndrome de conflit est causé par une surutilisation et que l'utilisation répétitive de l'épaule peut faire gonfler les tendons et les faire "s'accrocher" à l'acromion. Ils suggèrent également que les activités sportives qui entraînent le plus probablement un impact sont la natation, le tennis, le basket-ball, la lutte et le hockey. Les professions qui augmentent vos risques sont les travaux de construction et la peinture. Mes études suggèrent que ce n'est pas la surutilisation qui cause un conflit, mais la désuétude et le manque de suspension et de brachiation qui déforment l'acromion, lequel pince alors la coiffe des rotateurs et la bourse sous-acromiale, provoquant une inflammation et des douleurs.

La Chirurgie de Décompression Sous-Acromiale (SAD)

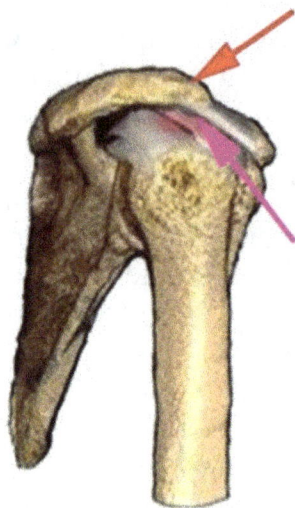

Fig. 53   **Fig. 54**

Fig. 53 Au fil du temps, l'acromion (flèche rouge) s'est déformé, appuyant alors sur les tendons des rotateurs, provoquant une inflammation et des douleurs (flèche rose).

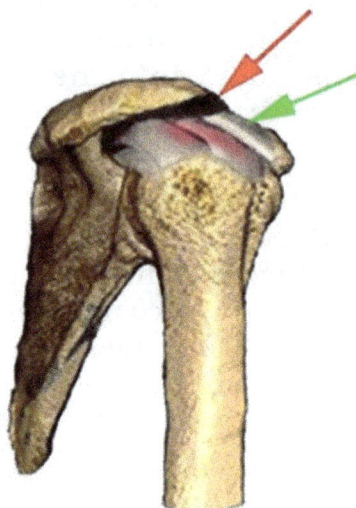

Fig. 54 Lorsqu'une chirurgie de décompression sous-acromiale est effectuée, la déformation crochue de l'acromion (flèche rouge) est rasée et une partie du ligament coraco-acromial (flèche verte) est enlevée. Cela provoque une instabilité de l'arc coraco-acromial. Lorsque la partie crochue de l'acromion est coupée et que le ligament coraco-acromial est libéré, l'acromion est affaibli et peut se fracturer pendant le traitement post-chirurgical. Le handicap est alors souvent permanent.

La Théorie de L'institut Kirsch :

L'exercice de Suspension Soulage le Syndrome de conflit Sous-acromial sans Chirurgie

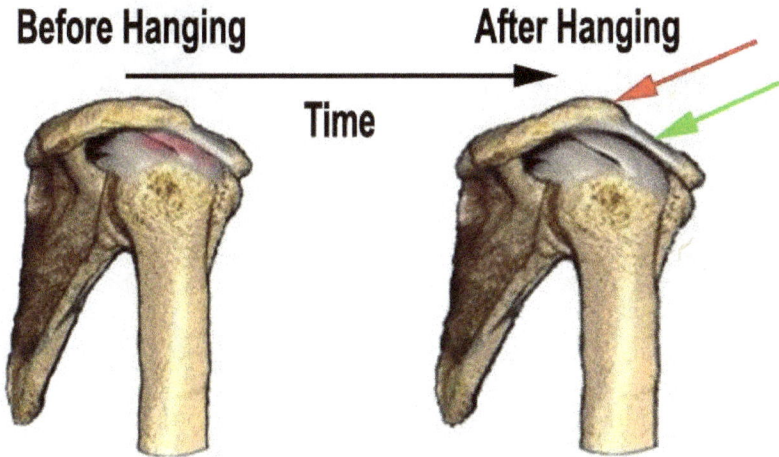

Before Hanging

After Hanging

Time

Fig. 55 Au fil du temps, l'exercice de suspension corrige l'acromion crochu et étire le ligament coraco-acromial (CAL) sans endommager l'acromion ou le ligament, guérissant ainsi le conflit sous-acromial sans pilule, thérapie ou chirurgie. Flèche rouge, l'acromion est restauré et flèche verte, le ligament coraco-acromial est allongé à la normale.

La Coiffe des Rotateurs Déchirée

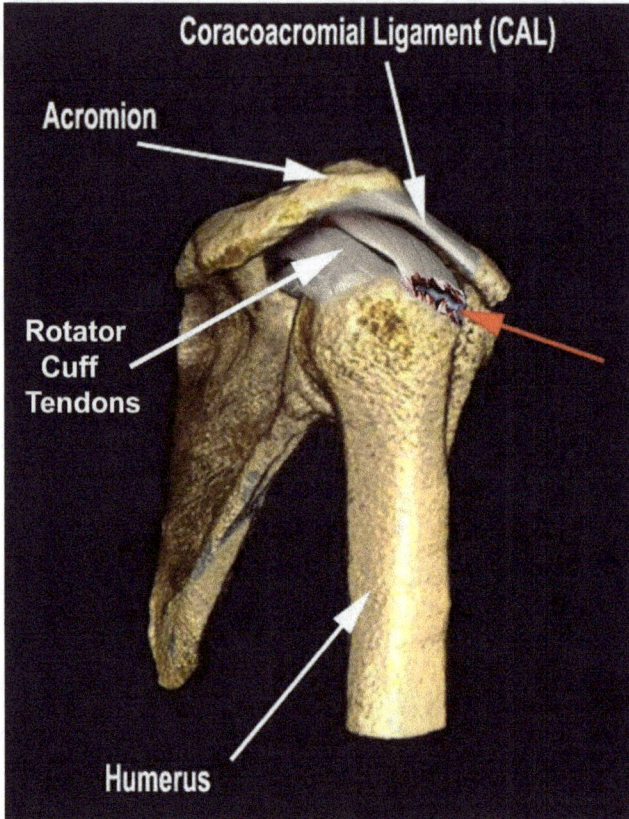

Fig. 56 Après des années de négligence, le conflit peut aller jusqu'à provoquer des déchirures de la coiffe de rotateurs. Flèche rouge : une déchirure de la coiffe des rotateurs. Rendu d'artiste.

On dit que les causes d'une déchirure de la coiffe des rotateurs sont presque les mêmes que la cause du conflit sous-acromial. Surutilisation répétitive excessive du bras comme dans la natation, le hockey, de baseball, le tennis, de basket-ball, le football et la lutte et toute occupation qui nécessite la même utilisation en hauteur des bras. Mes études suggèrent à l'inverse qu'éviter d'utiliser les bras en hauteur entraîne une déformation de l'arche CA, des déchirures de la coiffe des rotateurs et un conflit sous-acromial, des épaules gelées et des déchirures du tendon du biceps. Les injections de cortisone sont un traitement courant de la douleur à l'épaule. Ces injections doivent être évitées car elles peuvent provoquer une infection, des ruptures du biceps ou de la coiffe, et des lésions nerveuses.

Après une chirurgie réparatrice de la coiffe des rotateurs, il faut environ 6 semaines pour que les tendons guérissent initialement, trois mois pour former un attachement relativement fort à l'os et 6-9 mois avant que l'épaule ne se sente normale. Le délai moyen pour reprendre une activité complète est de 11 mois. Les échecs sont courants. La plupart des lecteurs de ce livre ont soulagé leurs symptômes de déchirures de la coiffe des rotateurs sans chirurgie.

L'épaule Gelée (Capsulite Adhésive)

L'inflammation de la capsule de l'épaule peut également provoquer une raideur de l'épaule entraînant une capsulite adhésive de l'épaule ou épaule gelée. La cause est inconnue. Les exercices du livre étireront la muqueuse articulaire (la capsule) pour soulager cette condition.

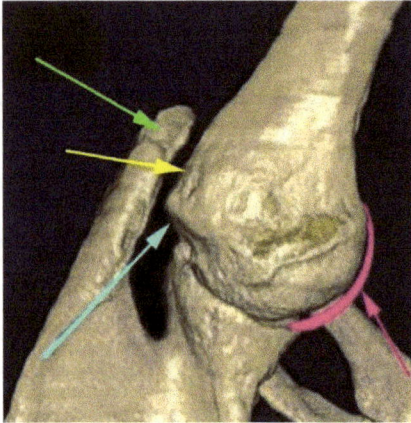 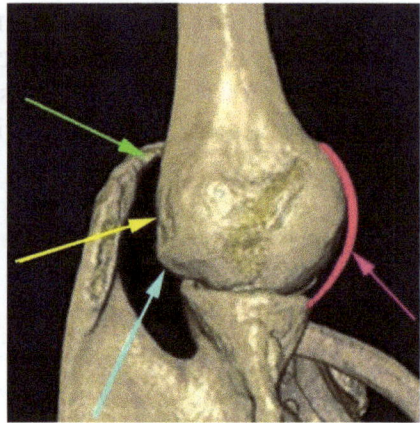

Fig. 57   **Fig. 58**

Ces deux images montrent l'étirement de la capsule articulaire (arcs roses, flèches roses) qui se produit lorsque l'on se suspend. L'image de gauche montre l'arc de la capsule raccourcie(rose).

Dans l'image de droite, la capsule est allongée par suspension (arc rose). La suspension répétée étire progressivement la capsule articulaire de l'épaule, soulageant la douleur de l'épaule gelée et rétablissant le mouvement. En même temps, tout en étant suspendu, l'humérus (flèche jaune) s'appuie contre l'acromion (flèches vertes) en redressant cette structure et ainsi offrant plus d'espace sous l'acromion. Les flèches turquoises indiquent le point de fixation des tendons de la coiffe des rotateurs.

Le terme "épaule gelée" a été utilisé pour la première fois par un orthopédiste de Boston, E.A. Codman. Il a déclaré en 1934 que l'épaule gelée « était difficile à définir, difficile à traiter et difficile à expliquer ». Plus de 80 ans plus tard, nous ne sommes pas tellement plus avancés. L'épaule gelée s'améliore généralement sans traitement en 12-18 mois. Le traitement actuel comprend de la physiothérapie pendant 4 à 6 mois, des injections de cortisone, une manipulation sous anesthésie et une libération chirurgicale ouverte ou sous arthroscopie. D'autres traitements consistent en des séances d'acupuncture, de massage, de thermothérapie, de distension avec du liquide anesthésique et de la chirurgie. Les complications de la manipulation peuvent comprendre une fracture de l'humérus, une luxation et des lésions nerveuses. L'exercice de suspension soulage près de 95% des cas en quelques jours, semaines ou mois sans pilules, thérapie ou chirurgie.

Que vous ayez un conflit sous-acromial, une déchirure de la coiffe des rotateurs ou une épaule gelée, l'exercice de suspension n'aggravera pas votre état, et dans la plupart des cas, il vous rendra vos épaules avec une fonction normale et sans douleur.

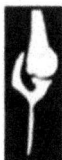

Quelques Suggestions d'équipements

Un certain nombre de barres suspendues indépendantes sont disponibles sur le Web. Des gants et des sangles facilitent l'exercice de suspension.

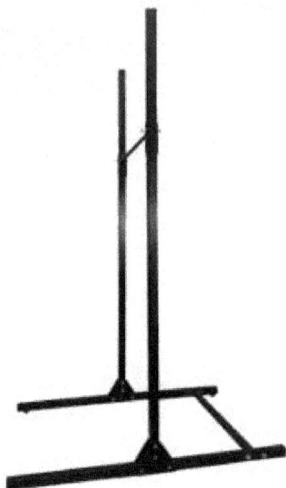

Fig. 59 Un style de barre suspendue indépendante.

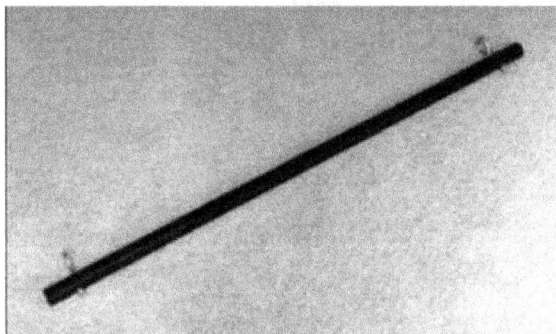

Fig. 60 Il s'agit d'un tuyau en acier de 25mm de diamètre avec des boulons à accrocher aux chevrons ou aux poutres du plafond.

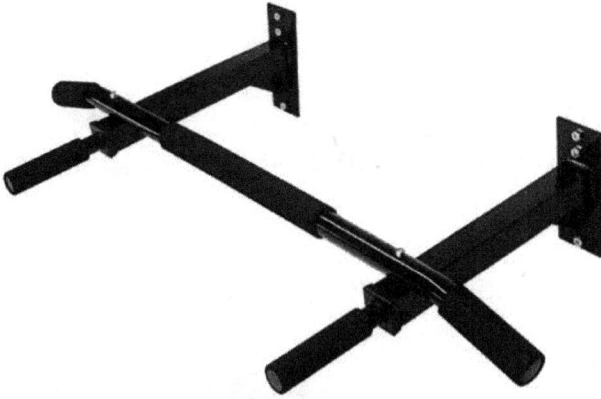

Fig. 61 Une barre de traction murale (image tirée du Web.)

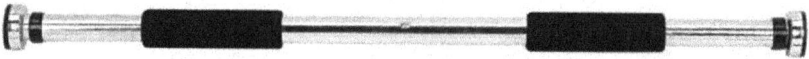

Fig. 62 Barre de suspension de porte. Image tirée du Web.

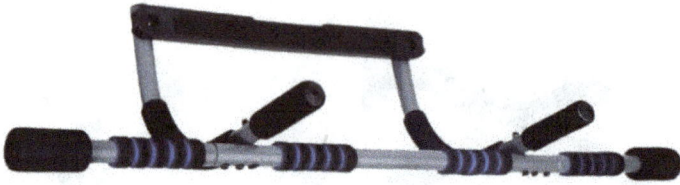

Fig. 63 Une barre de traction de porte économique.

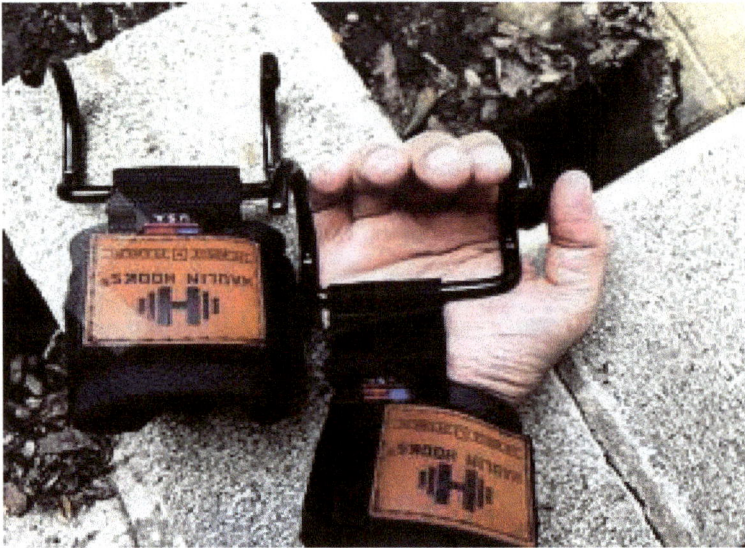

Fig. 64 Les crochets de Haulin épargnent les doigts. Image du Web.

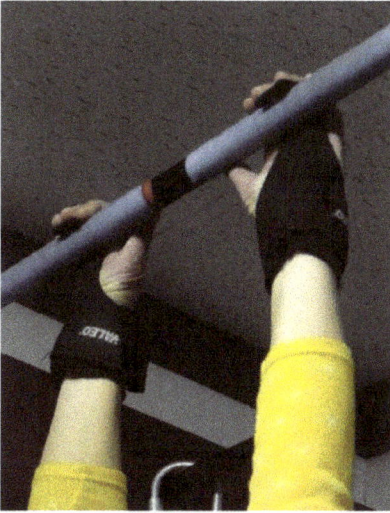

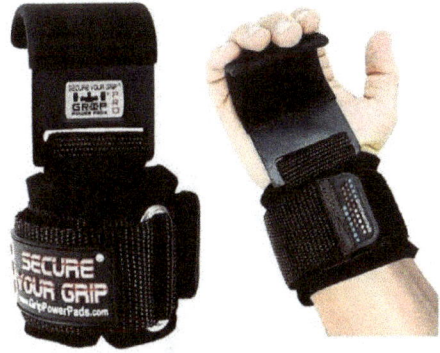

Fig. 65   **Fig. 66**

D'autres crochets de suspension pour les poignets. Images
tirées du Web.

Faire Votre Propre Barre Suspendue

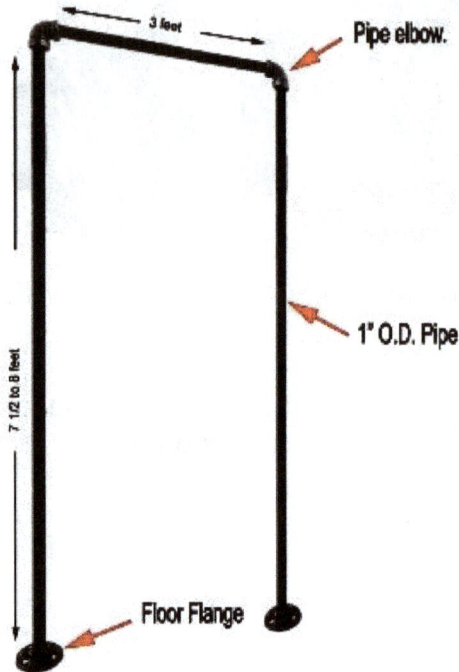

A free-standing hanging bar design.
A small stool may be used to reach the bar.

3 feet

Pipe elbow.

1" O.D. Pipe

7 1/2 to 8 feet

Floor Flange

Flanges may be screwed to the floor or beams.

Fig. 67 Une barre autoportante peu coûteuse peut être construite à partir de simples matériaux et de tuyaux courants.

Deuxième Partie
La Science

Les pages restantes sont consacrées à une explication plus approfondie de la science derrière le programme d'exercices. Ils présentent ma théorie sur les raisons pour lesquelles l'exercice de suspension restaure la santé de l'épaule et prévient les blessures. Ces éléments peuvent également intéresser les thérapeutes, les chirurgiens et autres professionnels de santé. Certaines informations et images sont répétées pour insister.

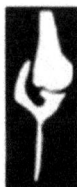

L'arc Coraco-acromial (CA)

L'arc ou arche CA est une structure incurvée dans l'épaule qui recouvre les tendons de la coiffe des rotateurs et qui comprend l'acromion, le ligament coraco-acromial et le processus coracoïde. La compréhension de l'arche CA est un élément clé de ce livre. Cette section du livre est consacrée à vous aider à visualiser ce qu'est l'arche CA, comment elle est étirée pendant l'exercice de suspension et pourquoi cela est important. En raison de la difficulté de présenter ces structures 3D, regarder l'épaule sous plusieurs angles peut aider à surmonter ces difficultés. Il est recommandé d'afficher les images et les vidéos en volume 3D sur www.kirschshoulder.com ou sur la chaine YouTube de Dr. John Kirsch.

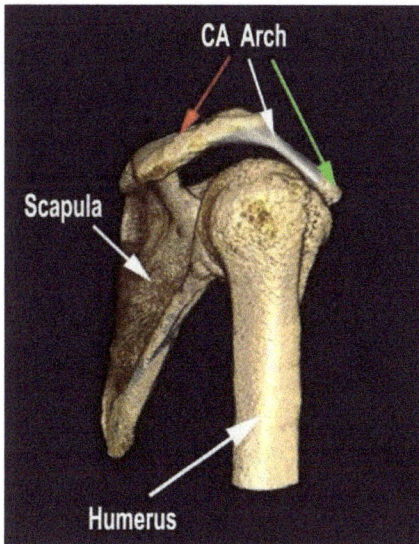
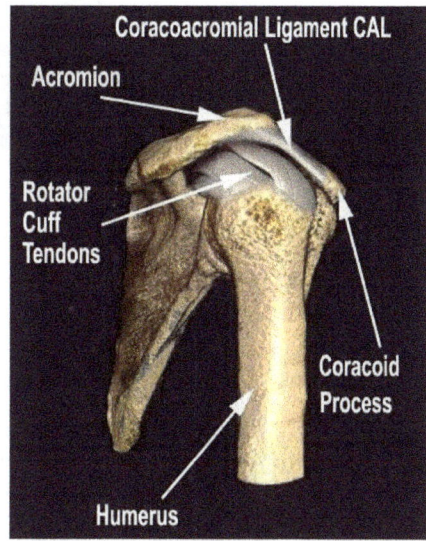

Fig. 68   **Fig. 69**

Fig. 68 Scanner avec le sujet tenant le bras sur le côté. L'arche CA se compose de l'acromion : flèche rouge, du ligament coraco-acromial : flèche blanche et du processus coracoïde : flèche verte. **Fig. 69** Les tendons de la coiffe des rotateurs ont été ajoutés par l'artiste. Il devrait être facile de comprendre, à partir de la position de l'arc de CA, qu'il recouvre les structures en dessous, et si la conformité et la souplesse de l'arc n'est pas maintenue par des étirements répétés par suspension, elle peut se contracter et appuyer sur la coiffe des rotateurs sous-jacente, provoquant conflit et déchirure dans les tendons. Sur cette image, l'arc CA a été étiré par suspension.

La vie quotidienne de l'homme moderne n'offre pas une opportunité suffisante pour étirer cette partie importante de l'épaule, l'arc CA. L'exercice de suspension, en utilisant la force de gravité, fournira l'étirement qui inversera le processus qui a conduit à la déformation. Se suspendre à une barre est une activité humaine normale et importante que l'homme moderne a négligée.

C'est la contracture de l'arc CA qui est responsable de la plupart de nos problèmes d'épaules. C'est l'arc CA, s'il n'est pas étiré par l'utilisation du bras en hauteur, y compris par des exercices de suspension, qui se contractera, appuyant sur

la coiffe des rotateurs, et provoquant irritation, inflammation, dégénérescence des tendons et douleurs.

Sous l'arc CA se trouve l'espace pour les tendons de la coiffe des rotateurs qui soulèvent le bras et un mince sac de tissu appelé bourse sous-acromiale. Si cet espace devient trop serré, les tendons de la coiffe des rotateurs se déplaçant sous cet arc CA seront pincés, ce qui entraînera divers degrés de douleur et d'inflammation, une dégénérescence et une déchirure des tendons ainsi qu'un certain degré d'irritation de la bourse sous-acromiale. La bourse sera discutée plus tard dans le livre.

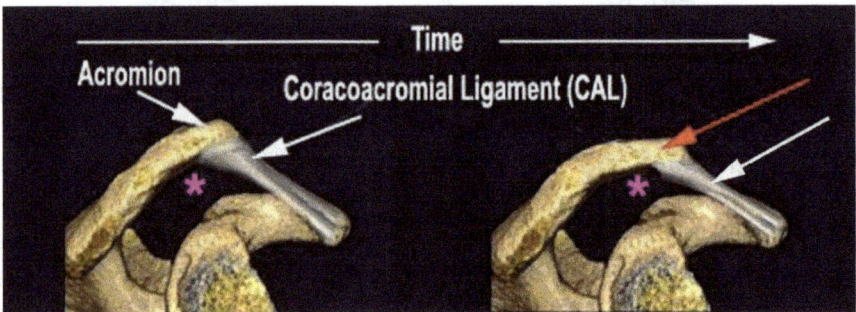

Fig. 70 Image montrant comment avec le temps, la gravité et la désuétude, l'acromion devient crochu (flèche rouge) et le ligament coraco-acromial (CAL) (flèches blanches) est contracté / raccourci, rétrécissant l'espace sous l'acromion. Ce rétrécissement provoque un pincement de la coiffe des rotateurs et de la bourse sous-acromiale, des douleurs et éventuellement des déchirures des tendons de la coiffe des rotateurs. Astérisques roses, espace pour la coiffe des rotateurs et la bourse sous-acromiale. Flexion acromiale : rendu de l'artiste.

Une Nouvelle Articulation de l'Épaule : L'articulation Acromio-humérale

Jamais mentionnée auparavant, une nouvelle articulation de l'épaule a été identifiée en faisant la recherche pour ce livre, l'articulation "acromio-humérale." Il s'agit d'une articulation temporaire qui n'est une articulation que lorsqu'on lève le bras ou qu'on est suspendu à un support. Si vous recherchez sur le Web "acromio-huméral" vous constaterez que ce terme n'est utilisé que pour décrire l'intervalle acromio-huméral sans mention d'une articulation acromio-humérale. Je l'ai appelée une "articulation" car il y a peu d'autres termes qui peuvent être utilisés pour décrire l'articulation d'un os avec un autre. Lorsque cette articulation est engagée par suspension, la partie supérieure de l'humérus appuie sur l'acromion en exerçant une force de flexion sur cet os.

C'est cette force de flexion appliquée à l'acromion par l'humérus qui est le moyen naturel de maintenir la santé de l'épaule.

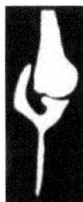

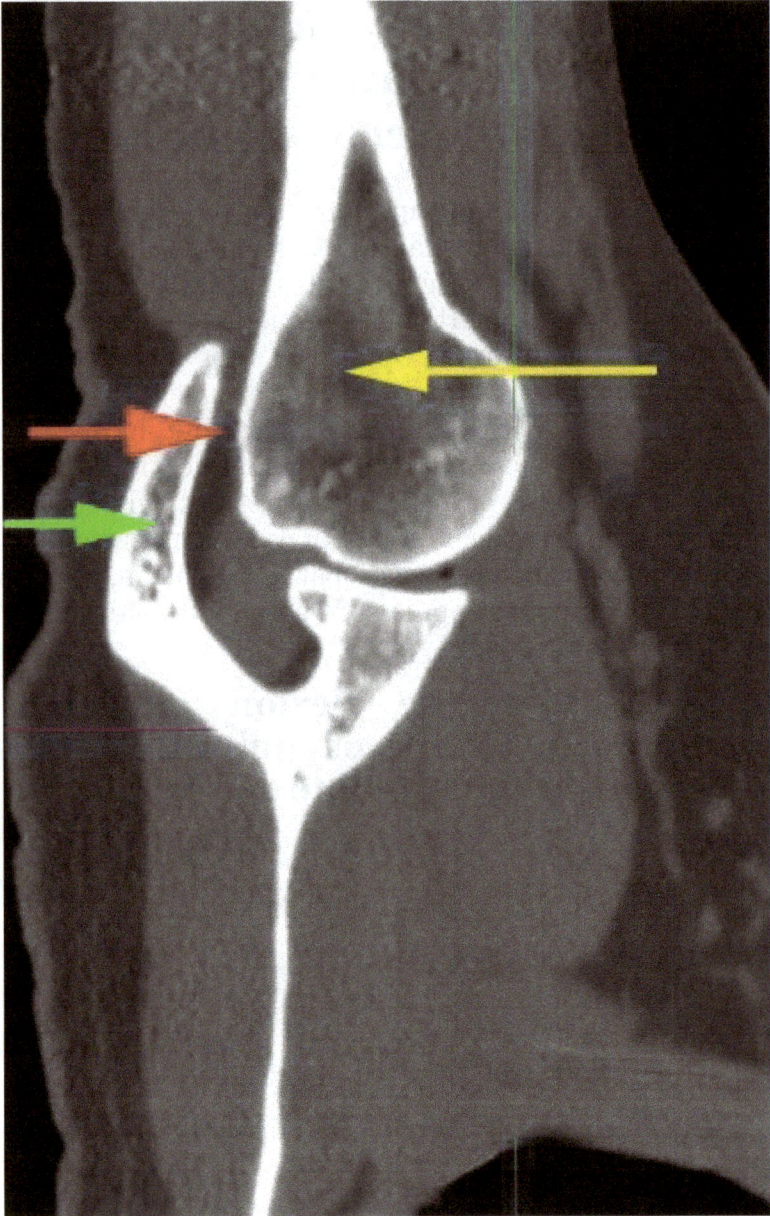

Fig. 71 L'articulation acromio-humérale : flèche rouge, l'acromion : flèche verte, l'humérus : flèche jaune. L'articulation n'est visible que sur les rayons X ou les scans en levant le bras ou suspendu à une barre.

Vues rapprochées

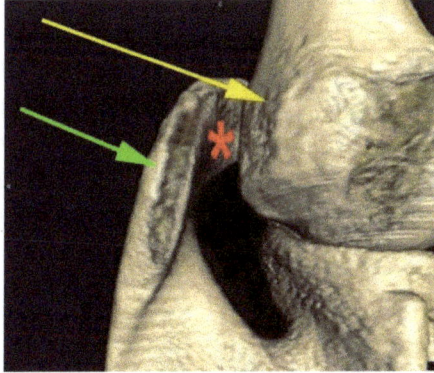

Fig. 72 Vue rapprochée de l'articulation acromio-humérale (astérisque rouge) lors d'une suspension simulée. Flèche jaune, humérus.

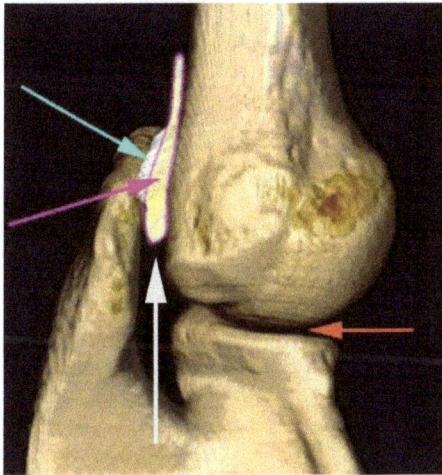

Fig. 73 Contenu de l'articulation acromio-humérale (rendu d'artiste). La bourse sous-acromiale : flèche rose. Le ligament coraco-acromial : flèche bleue. L''articulation gléno-humérale : flèche rouge. L'espace articulaire acromio-huméral : flèche blanche.

L'articulation Acromio-humérale vue Radiographique

Afin de voir l'articulation acromio-humérale tout en levant le bras, un sujet s'est assis pendant que le technicien a pris une vidéo radiographique du sujet soulevant et abaissant le bras en se concentrant sur l'espace entre l'acromion et l'humérus. Les résultats de cet effort sont visibles dans les images ci-dessous.

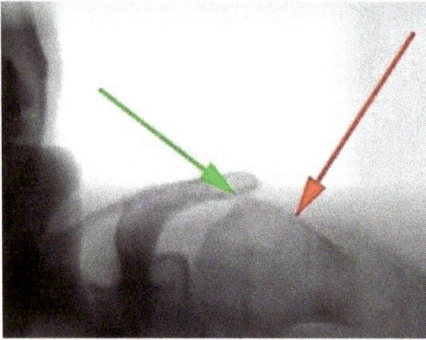

Fig. 74

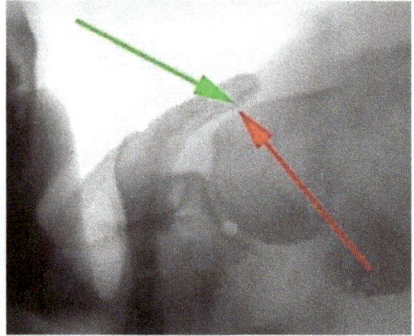

Fig. 75

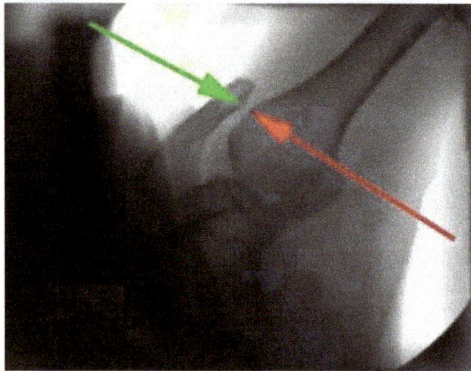

Fig. 76

Comme vous pouvez le voir dans cette série d'images, le côté de l'humérus (flèches rouges) se déplace progressivement vers une position sous l'acromion pour s'appuyer contre l'acromion (flèches vertes) en soulevant et en redressant progressivement cette structure. Lorsque vous vous suspendez, cette force de flexion est fortement augmentée et maintient ainsi l'espace entre ces deux structures, empêchant le syndrome de conflit sous-acromial, les déchirures de la coiffe des rotateurs et l'épaule gelée. Dans les **Figures. 75** et **76**, l'espace entre les flèches est l'articulation acromio-humérale. La vidéo de ces images peut être visionnée sur le site www.kirschshoulder.com ou YouTube sous « Dr. John Kirsch »

Les Deux Principales Articulations de l'épaule.

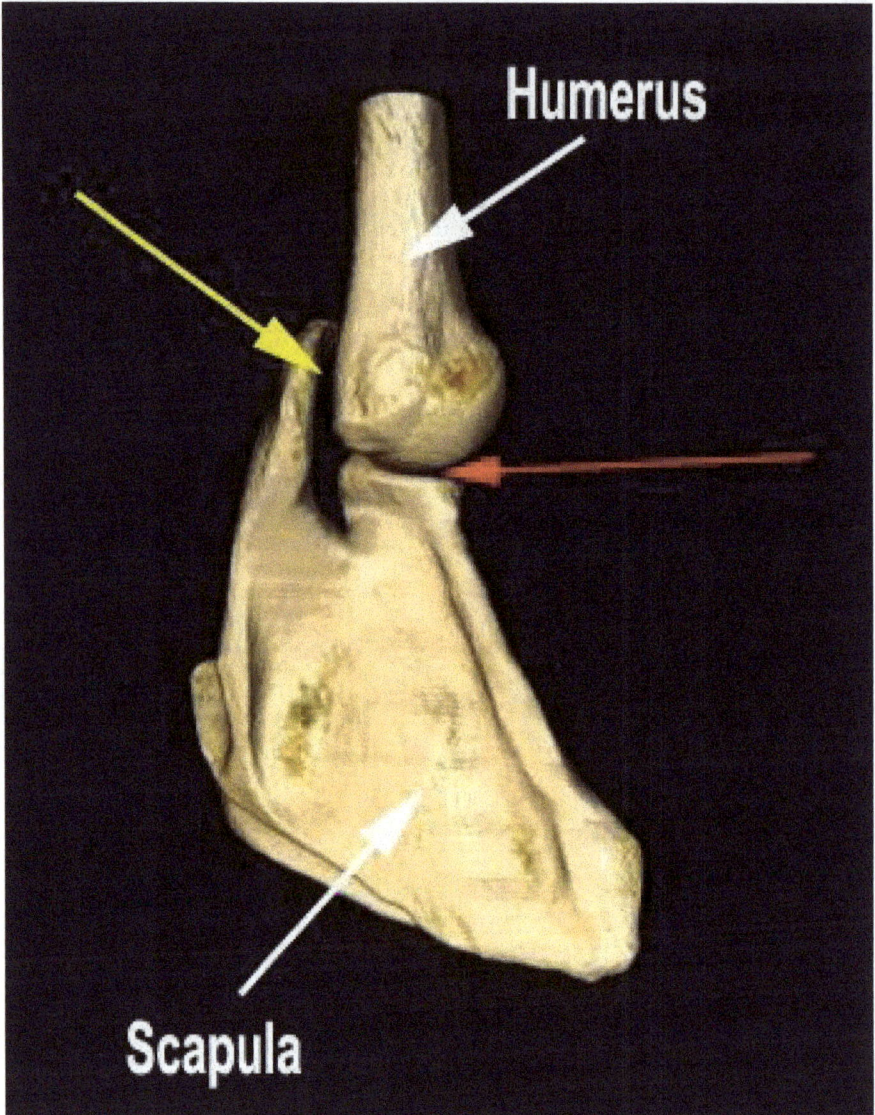

Fig. 77 Vue sous scanner. Flèche jaune : l'articulation acromio-humérale, la flèche rouge : l'articulation gléno-humérale.

L'intervalle Acromio-huméral : Vue aux Rayons X

Les textes médicaux standards expliquent et discutent de l'intervalle acromio-huméral. Il n'a jamais été fait mention d'une articulation acromio-humérale. Ci-dessous, des images radiographiques de l'intervalle acromio-huméral. L'intervalle est l'espace entre l'acromion et la tête de l'humérus comme on le voit sur une radiographie dans les images de la page suivante.

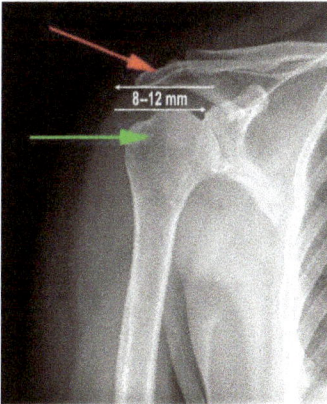

Fig. 78

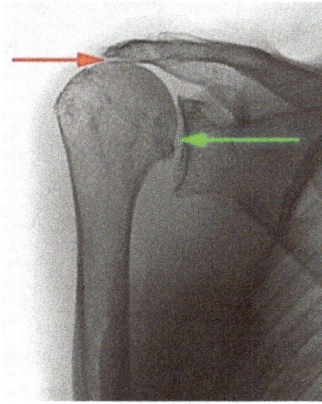

Fig. 79

Fig. 78 Intervalle acromio-huméral normal. Flèche rouge : acromion, Flèche verte : humérus. L'espace entre les lignes blanches identifie l'intervalle acromio-huméral. L'intervalle normal est d'environ 8-12mm. Normalement, les tendons de la coiffe des rotateurs occupent l'intervalle acromio-huméral. Images adaptées du Web. **Fig. 79** Lorsque la coiffe des rotateurs est déchirée, l'humérus se déplace vers le haut en rétrécissant l'intervalle acromio-huméral (flèche rouge) déformant l'articulation gléno-humérale, flèche verte. Cela entraîne une arthrose de l'articulation gléno-humérale. Image adaptée du Web.

Scanner de L'épaule en Position de Suspension Simulée

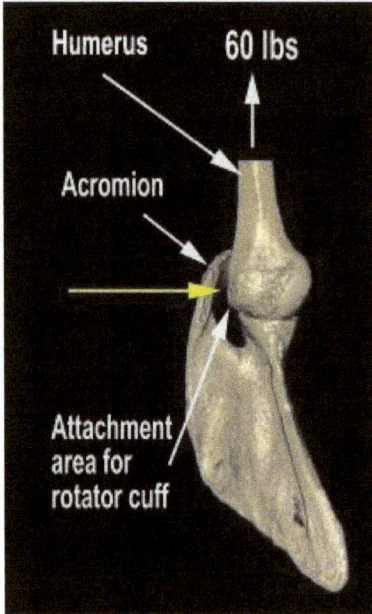

Fig. 80

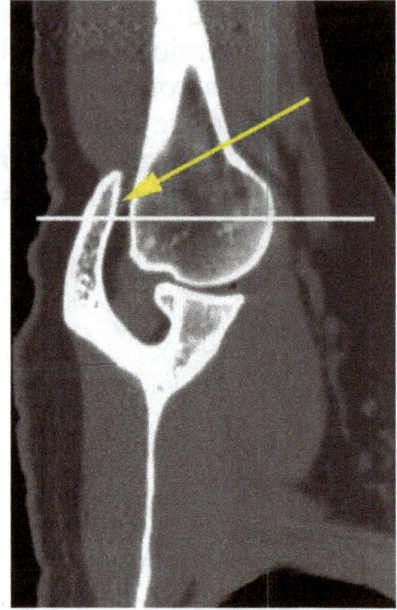

Fig. 81

Deux images sous scanner en vue latérale de l'épaule dans la position de suspension simulée avec le sujet tenant un poids de 30Kg. A gauche se trouve l'image squelettique 3D, à droite l'image sagittale ou "tranche" de scanner. Notez comment l'humérus est positionné pour s'appuyer et exercer une force de flexion sur la partie acromiale de l'arc CA. L'image axiale de la **Fig.83** ci-dessous a été prise à partir du niveau indiqué par la ligne de référence blanche sur la **Fig. 81** ci-dessus. Flèches jaunes, l'articulation acromio-humérale.

Coupes ou Images Axiales

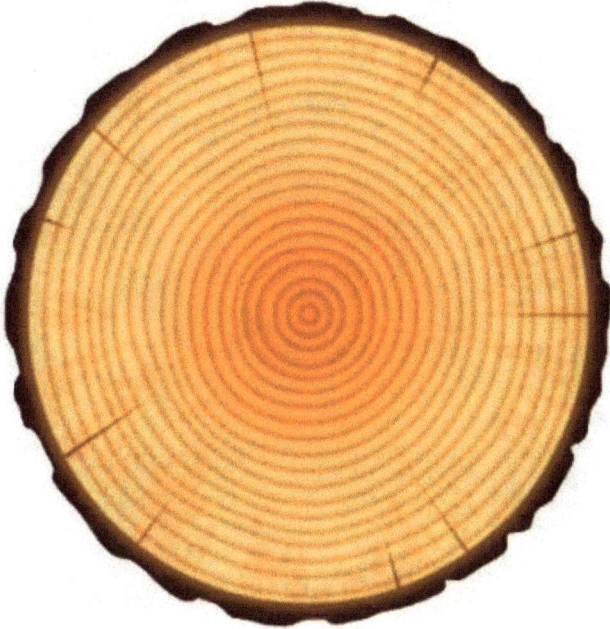

Fig. 82 Tranche D'arbre. Image adaptée du Web

Les images des pages suivantes sont des vues "en coupe" ou "axiales" de l'épaule à partir de tomodensitogrammes. Comparez-les à une tranche d'arbre.

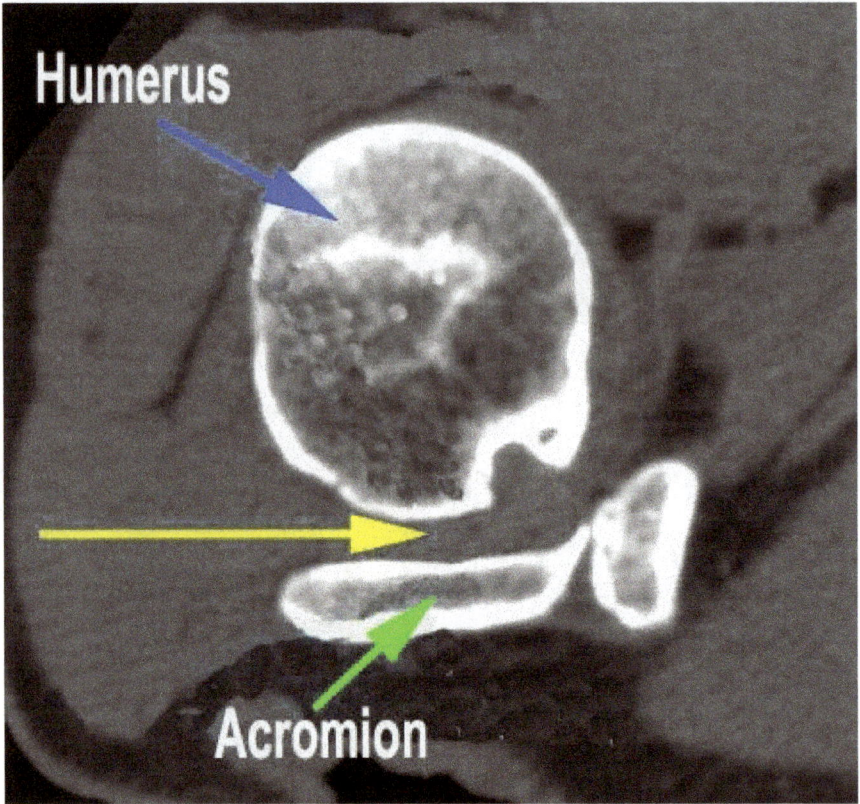

Fig. 83 Il s'agit d'une image axiale ou en coupe faite de l'épaule gauche vue de dessus. Le niveau de cette image est référencé sur la **Fig. 81** par la ligne blanche horizontale. Remarquez l'espace (flèche jaune) entre l'humérus (flèche bleue) et l'acromion (flèche verte). Cet espace est occupé par le ligament coraco-acromial (CAL) et des parties de la bourse qui facilitent le mouvement entre l'humérus et l'arc CA. Cet espace est l'articulation acromio-humérale.

La Bourse Sous-Acromiale

Comme mentionné précédemment dans le livre, le sac de bourse entre l'acromion et l'humérus serait évoqué. La bourse sous-acromiale est une structure semblable à une poche, à parois minces et principalement vide, qui aide l'humérus et l'acromion en position allongée à glisser en douceur lorsque le bras est levé. Dans l'image ci-dessous, la bourse et le ligament coraco-acromial (CAL) ont été colorés par l'artiste pour montrer leur position.

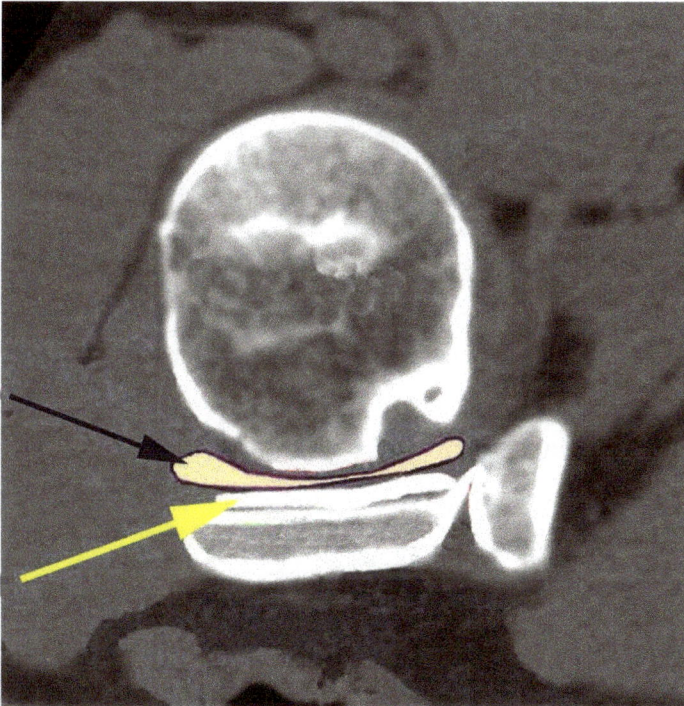

Fig. 84 La même image que sur la **Fig. 83** montrant le contenu de l'articulation acromio-humérale avec la bourse sous-acromiale et le ligament coraco-acromial peints par l'artiste. Flèche noire : bourse sous-acromiale, flèche jaune : ligament coraco-acromial (CAL). La bourse presque vide contient une petite quantité de liquide séreux. La bourse et le ligament assurent la lubrification de l'articulation acromio-humérale.

Une note sur ces coupes d'images de l'épaule prises en position suspendue au niveau de l'articulation acromio-humérale : Lorsque vous étudiez ces images, imaginez-vous assis et levant le bras à pleine hauteur ou suspendu à une barre. Vous constaterez que votre omoplate avec l'acromion est derrière votre humérus et que l'humérus (bras supérieur) est devant l'acromion. Vous regardez une image en coupe de votre épaule.

Chirurgie de Décompression Sous-Acromiale

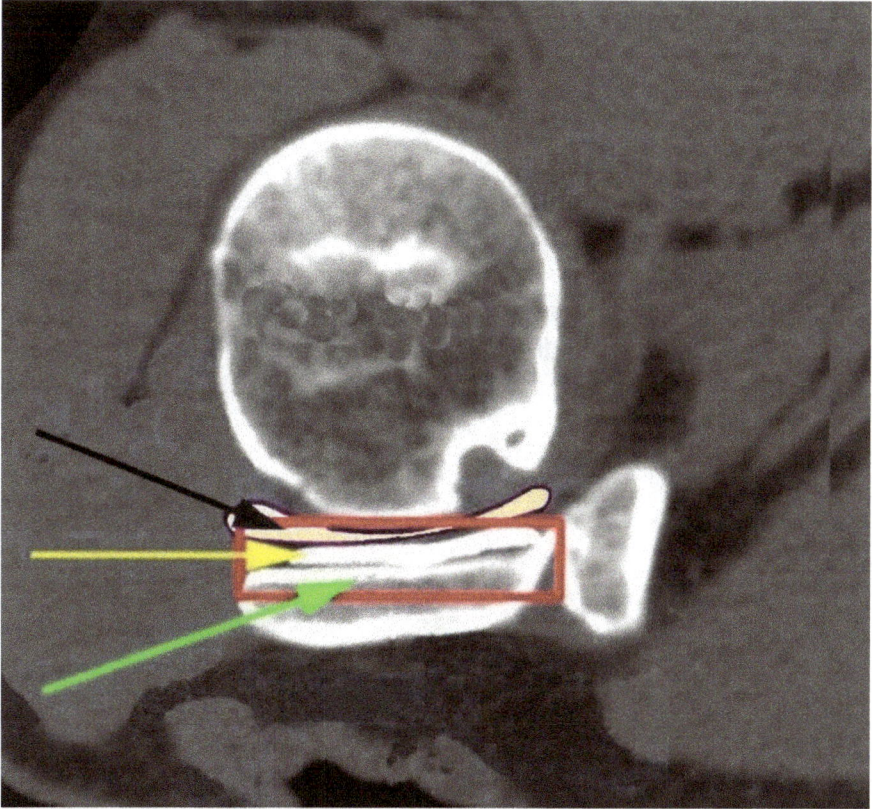

Fig. 85 Les tissus à l'intérieur de rectangle rouge sont supprimés. Une partie de la bourse sous-acromiale (flèche noire), le ligament coraco-acromial (flèche jaune) et une partie de l'acromio (flèche verte), sont retirés lors de la chirurgie de décompression sous-acromiale. Cette chirurgie supprime les parties les plus importantes de l'articulation acromio-humérale.

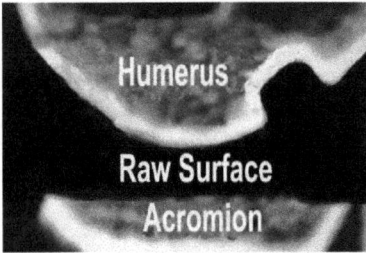
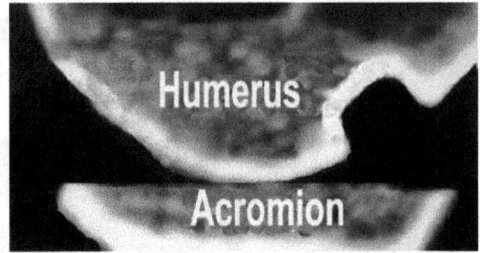

Fig. 86   **Fig. 87**

Après la chirurgie de décompression sous-acromiale, l'acromion se retrouve avec une surface brute sans lubrification de la bourse ou du ligament coraco-acromial. Ensuite, l'acromion et l'humérus migrent ensemble, provoquant un broyage douloureux et l'échec de la chirurgie de décompression sous-acromiale.

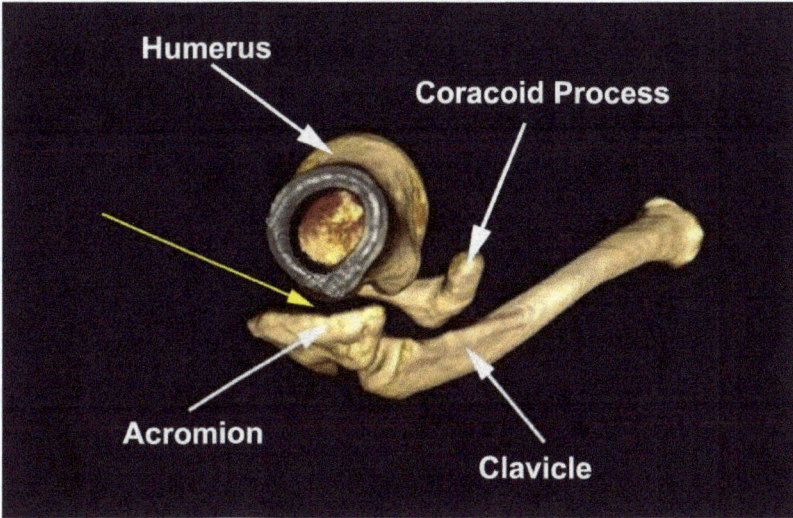

Fig. 88. L'image montre l'aspect de l'épaule gauche vue de dessus en position suspendue avec le sujet tourné vers l'avant. L'image est tirée d'une étude tomodensitométrique d'un sujet tenant un poids de traction de 30kg pour simuler la position de suspension. La majeure partie de l'humérus a été enlevée, ne montrant que la partie supérieure de l'humérus qui appuie sur la partie acromion de l'arc CA. Remarquez où l'humérus touche presque l'acromion. Cet espace constitue l'articulation acromio-humérale (flèche jaune).

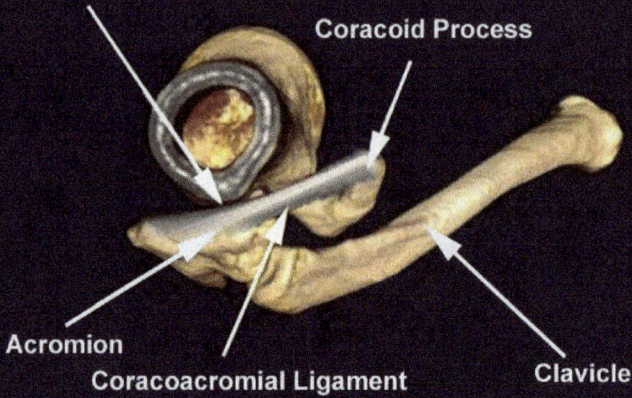

Fig. 89. C'est la même image que la Fig. 88, mais l'artiste a ajouté le ligament coraco-acromial (CAL) de l'arc CA. Le ligament CA relie l'acromion et le processus coracoïde complétant l'arc CA. Pendant l'exercice de suspension, ce ligament est étiré avec le reste de l'arc CA. Le ligament CA a une large insertion sur la surface inférieure de l'acromion qui peut bien servir de surface de lubrification lorsque l'articulation acromio-humérale est engagée avec l'élévation du bras ou la suspension. En fait, des études sur le tissu du ligament CA ont montré que l'insertion du ligament sur l'acromion possède certaines des propriétés du cartilage articulaire.

Scanner de l'épaule : vue de face

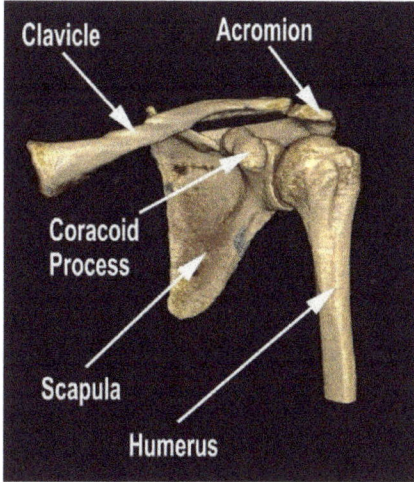

Fig. 90

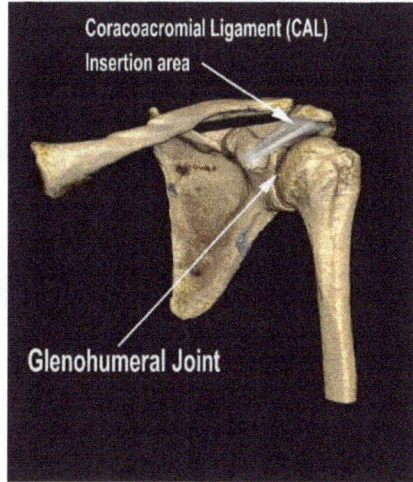

Fig. 91

Sur la figure 91, le ligament coraco-acromial (CAL) a été ajouté par l'artiste. Notez la zone d'insertion du ligament. Le CAL a une large insertion sous l'acromion. Cela permet au ligament de faciliter le mouvement de l'humérus sous l'acromion.

Redresser l'Acromion par suspension

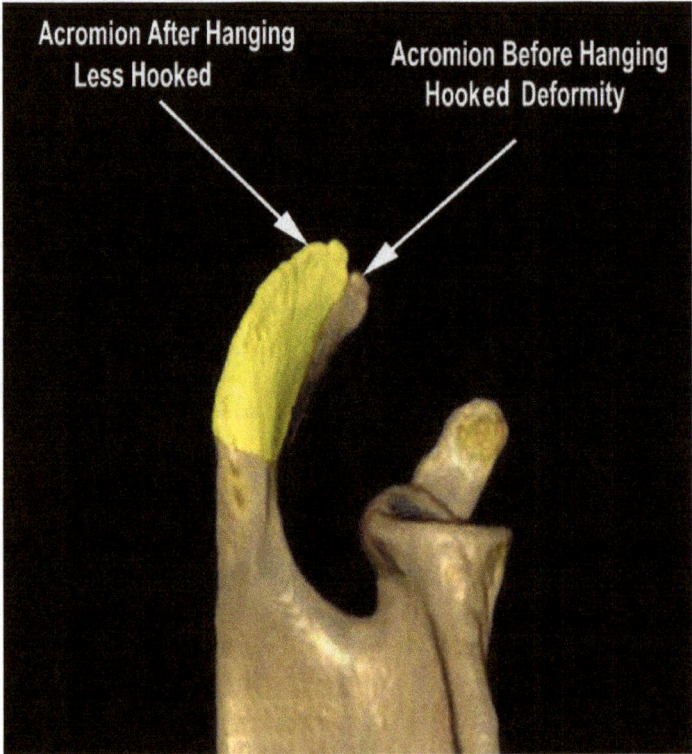

Fig. 92 Vous pouvez corriger la déformation de l'acromion crochu en vous suspendant. Conception de l'auteur (rendu de l'artiste) sur la manière dont l'acromion souple peut être plié par la force de la gravité pour se remodeler progressivement et offrir plus de place à la coiffe des rotateurs sous l'arcade CA. La déformation en crochet de l'acromion est corrigée (acromion jaune).

Élévation du Bras comparée à la suspension

Bien que l'élévation active complète aide à soulever l'arc CA, une élévation plus complète du bras est réalisée par suspension.

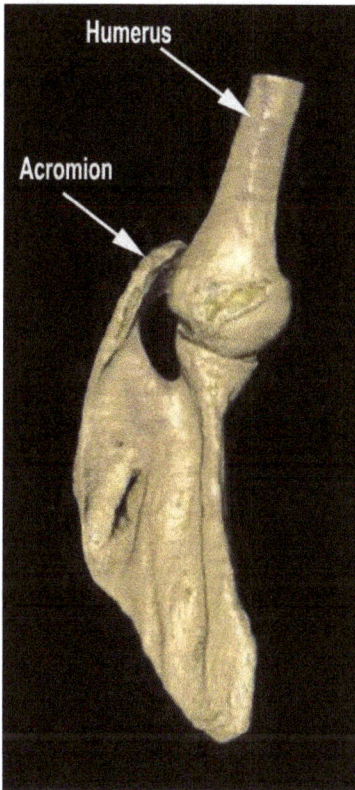

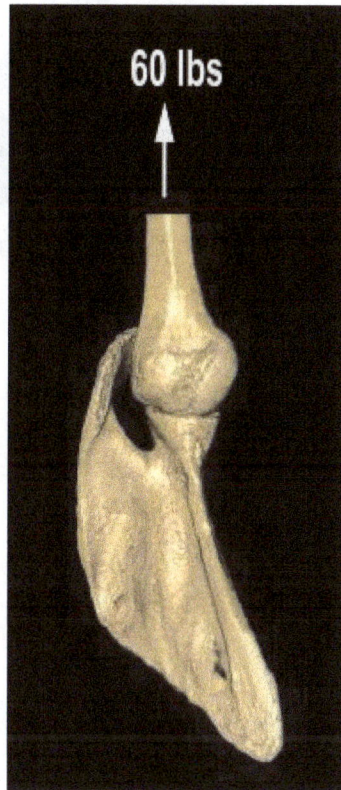

Fig. 93   **Fig. 94**

Images CT 3D réalisées avec le sujet dans le scanner. La vue est côté épaule droite. Sur la gauche, une image avec le sujet dans le scanner levant le bras avec un effort maximum. À droite, une image créée avec le sujet tenant une charge de 30kg pour simuler la suspension. Notez l'élévation du bras plus complète sur cette image avec le sujet tenant le poids. C'est cette position d'étirement en suspension qui appliqué une force de remodelage à l'acromion.

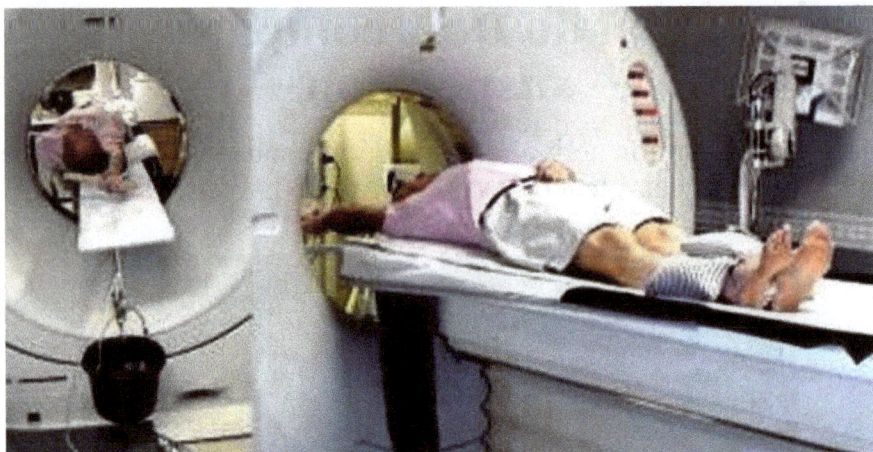

Fig. 95 Le sujet couché dans le scanner.

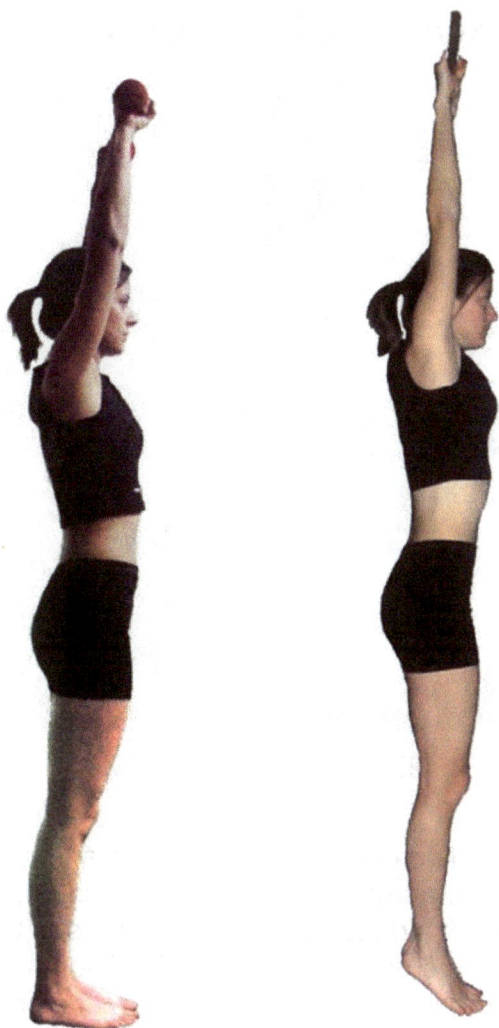

Fig. 96

Modèle montrant l'élévation du bras vers l'avant par rapport à la suspension. Notez encore une fois l'élévation du bras plus complète avec suspension.

L'articulation Acromio-humérale :
Vues Scanner Pendant la Suspension

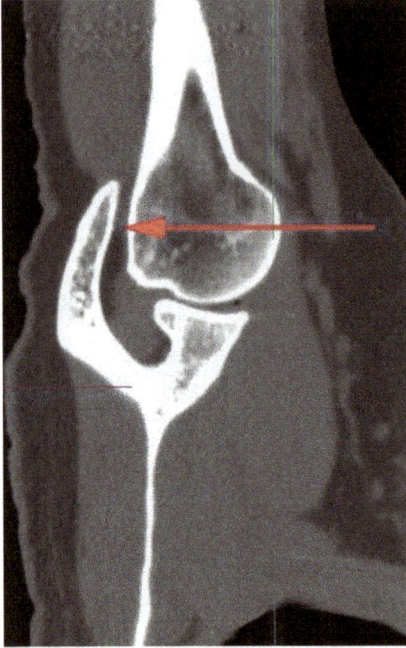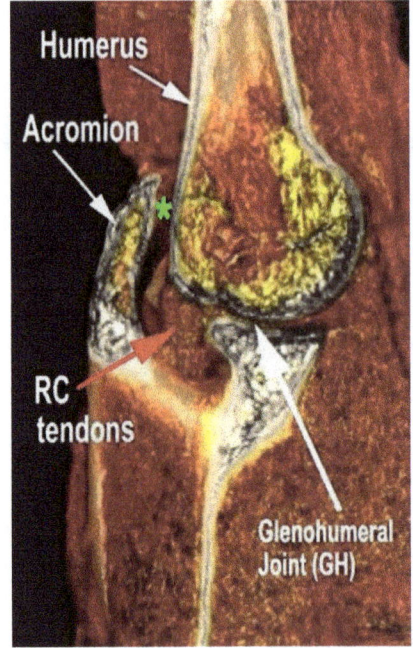

Fig. 97   **Fig. 98**

Sur la **Fig. 97** flèche rouge, l'articulation acromio-humérale.
Sur la **Fig. 98** (numérisation de tissus mous), Notez la position sûre des tendons de la coiffe des rotateurs (RC) et la façon dont l'os de l'humérus appuyant sur l'acromion le redresse progressivement, créant ainsi plus de place pour les tendons de la coiffe des rotateurs (flèche rouge). L'astérisque vert indique l'articulation acromio-humérale.

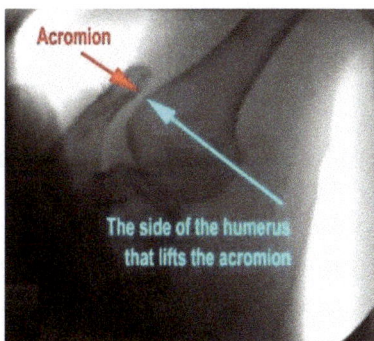

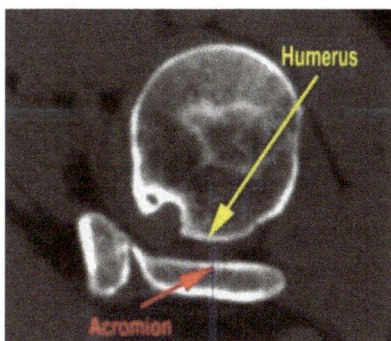

Fig. 99　　　　　　　**Fig. 100**

Sur la gauche, une video sous rayons X. Sur la droite, une image axiale (tranche) sous scanner. L'espace entre les flèches sur les 2 figures est l'articulation acromio-humérale.

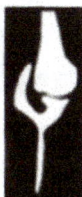

Trouver le Ligament CA

La capture d'une image du ligament coraco-acromial avec un équipement de balayage est extrêmement difficile. Le ligament est assez mince, fait de tissus mous et se situe dans un plan oblique. La plupart des fichiers de tomodensitométrie enregistrés dans les services de radiologie n'enregistrent que les images "en tranches" verticales et horizontales. Cependant, en utilisant des programmes d'imagerie numérique 'volume" ou 3D plus puissants, il est possible de faire pivoter et de disséquer numériquement le squelette et les tissus mous et trouver le ligament coraco-acromial en sections obliques. Si vous recherchez sur le Web et dans les manuels, vous ne trouverez aucune image similaire du ligament, rendant ces images uniques. Les deux images suivantes présentent les résultats de ma recherche sur le ligament CA.

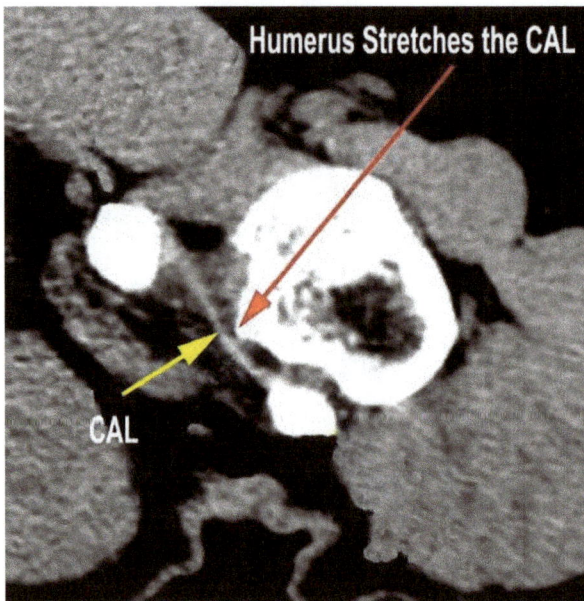

Fig. 101 Cette image en coupe a été prise à partir d'un scanner de l'épaule droite du sujet en position de suspension simulée. Le ligament coraco-acromial (CAL) a été localisé dans son plan oblique avec l'humérus alors qu'il pressait et étirait le ligament pendant l'exercice suspendu.

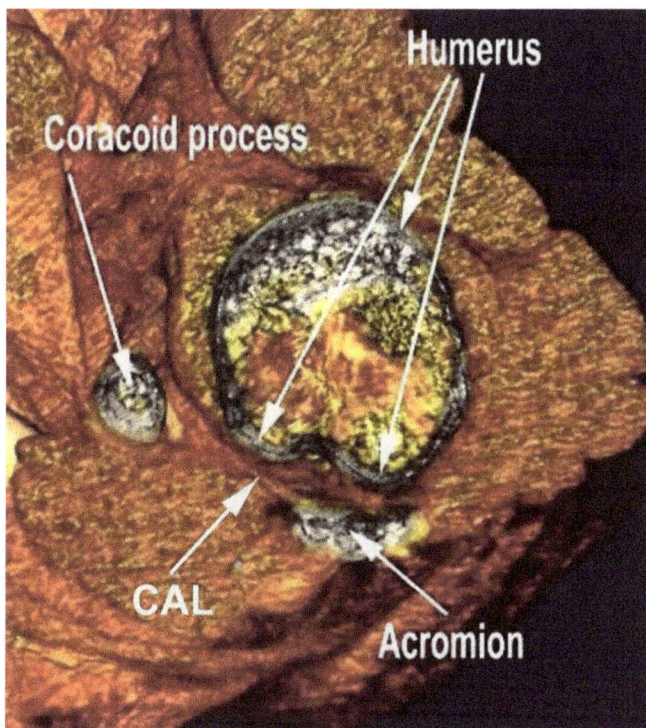

Fig. 102 Épaule droite. sCette image en tranche des tissus mous a été créée à partir d'un sujet dans le scanner tenant un poids simulant la suspension. Le programme d'édition CT a été réglé pour montrer les tissus mous (muscles, ligaments) et l'image en volume a été coupée dans le plan du ligament coraco-acromial (CAL). Notez que l'humérus, pendant la suspension, est positionné pour étirer le ligament coraco-acromial adjacent (CAL) et pousser sur l'acromion. Comme la partie ligamentaire de l'arc est constituée de tissus mous, il est très difficile de le capturer avec des radiographies ou des tomodensitogrammes. Pourtant, avec une "dissection" numérique minutieuse du scan avec un éditeur d'imagerie de volume, comme vous le voyez ici, c'est possible.

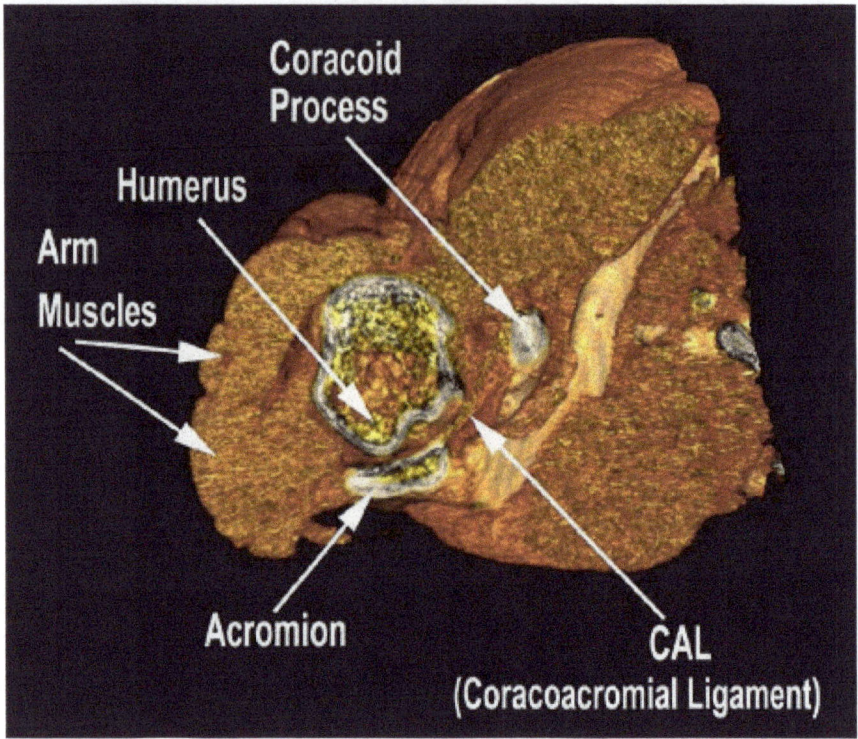

Fig. 103 Épaule gauche.

L'humérus Redresse L'acromion Pendant la Suspension

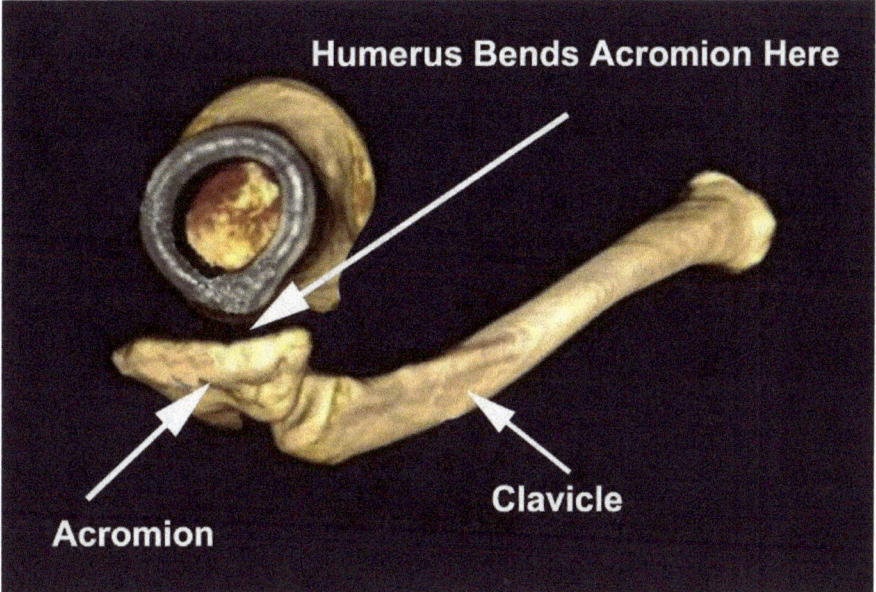

Fig.104 Image de dessus montrant comment l'humérus s'appuie et redresse l'acromion pendant une suspension. Vous ne comprendrez pas immédiatement cette image. Vous regardez votre épaule gauche d'en haut tout en étant suspendu. Lorsque vous vous suspendez, votre omoplate, l'omoplate avec l'acromion, se trouve derrière l'humérus. Cela pourrait même être plus facile à comprendre si vous imaginez être une autre personne debout au-dessus de vous regardant votre squelette.

Le Pendule Humain

La légère oscillation ou balancement qui se produit lorsqu'une personne quitte le tabouret utilisé pour atteindre une barre et se suspendre peut donner l'idée qu'il pourrait y avoir une rotation excessive dans l'épaule qui pourrait endommager la coiffe des rotateurs. Une rotation excessive pourrait provoquer un « conflit interne » de la coiffe des rotateurs. La seule « articulation » qui peut tourner lorsque vous vous accrochez est l'articulation supérieure, le poignet. Il est impossible qu'une rotation excessive ou un conflit interne se produise dans l'épaule en étant suspendu à un support élevé. Cet effet est visible sur la **Fig.105**.

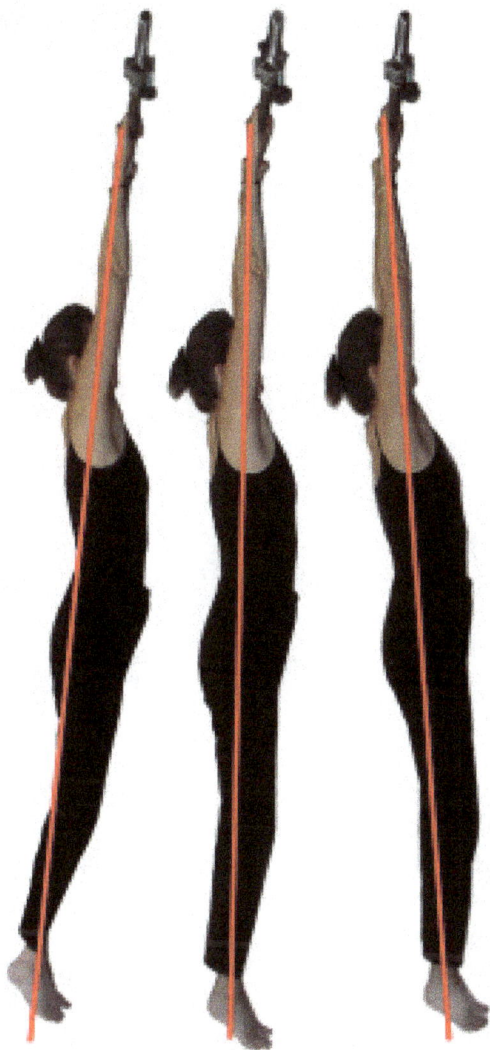

Fig. 105 Le pendule humain. Cette image a été composée à partir de photos prises à des moments différents lors d'un balancement exagéré intentionnel du sujet alors qu'elle effectuait l'exercice de suspension pour démontrer que la seule articulation qui pouvait tourner pendant la suspension était le poignet. Il est presque impossible qu'une rotation excessive ou un conflit interne ne se produise en étant suspendu à une barre.

Muscles Étirés par suspension

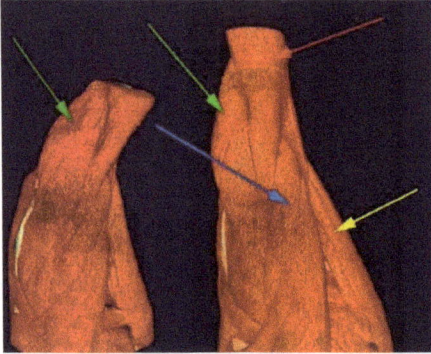

Fig. 106

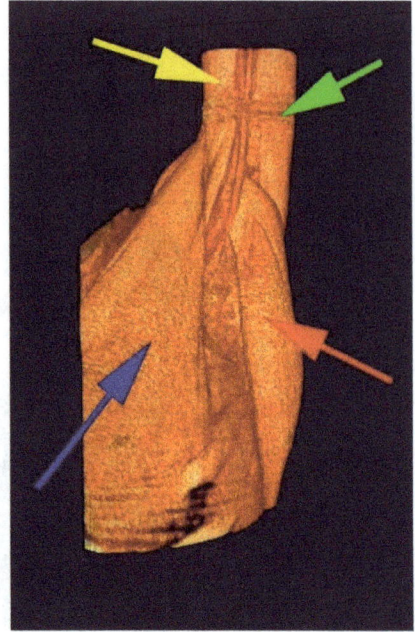

Fig. 107

Images de tomodensitométrie capturées avec réglage des tissus mous. Dans la **Fig. 106,** tout en levant le bras et en le suspendant. Avec l'élévation simple du bras à gauche, avec la suspension à droite. L'élévation du bras est plus complète en suspension. Flèches vertes, deltoïdes. Flèche bleue, grand dorsal. Flèche rouge, triceps. Flèche jaune, muscles pectoraux, Sur la **Fig.107,** vue de face, flèche bleue, muscles pectoraux. Flèche jaune, biceps. Flèche verte, triceps. Flèche rouge, grand dorsal. Non seulement la structure squelettique est affectée, mais de nombreux muscles et autres tissus mous sont étirés. L'exercice de suspension et l'haltérophilie ramènent ces muscles à une condition saine et robuste.

Suspension pour la Colonne Vertébrale

Chaque fois que vous êtes debout, ou assis, la gravité compresse votre colonne vertébrale. Au fil du temps, la gravité tire vos vertèbres vers le bas et comprime les disques. En conséquence, votre taille diminue avec l'âge. La suspension à une barre inverse les effets de la gravité, décompresse la colonne vertébrale et peut à terme empêcher d'autres blessures aux disques. Cela renforce également les principaux muscles du dos. Je vous suggère de vous suspendre quotidiennement, non seulement pour vos épaules, mais aussi pour votre colonne vertébrale. Souvent pendant que vous vous accrochez, vous sentirez un bruit dans votre colonne vertébrale. L'oppression dans votre dos est soulagée.

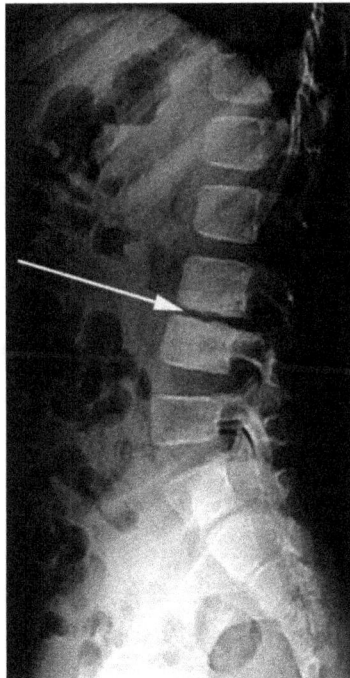

Fig. 108 Disque lombaire rétréci (flèche blanche). Image adaptée du Web

L'importance de se suspendre à travers les Âges

En bref, les anthropologues qui étudient l'histoire de l'homme sont assez certains que l'homme ancestral était une créature qui passait une grande partie de son temps dans la forêt et pouvait être considérée comme arboricole, se balançant et se suspendant aux arbres. Une diminution de l'utilisation aérienne des bras peut être une cause de l'épidémie de maladies dégénératives de l'épaule. La recherche montre que l'incidence des problèmes d'épaule, en particulier de la coiffe des rotateurs, est largement limitée à l'homme et rarement trouvée chez les singes. Cela peut être le résultat de l'abandon de la « brachiation » par l'homme. Les preuves indiquent que le balancement, la suspension et l'escalade restent des exercices importants pour le maintien en bonne santé de l'épaule.

Aux États-Unis, l'une des activités de jeu les plus importantes pour les enfants, les bars de singe ont été déclarés trop dangereuses et ont été retirées de la plupart des terrains de jeux. C'est une énorme erreur. Les enfants adoraient les barres de singe, et ce n'est pas pour rien. C'était une activité de terrain de jeu importante pour le développement du haut du corps.

Lorsqu'une personne est suspendue à une barre, elle étire non seulement l'arc CA, mais aussi de nombreux autres ligaments, muscles et articulations de l'épaule et entre l'épaule et le thorax, qui par leur position dans le corps, doivent être étirés à leur limite en se suspendant. Prenez soin de vos épaules et de votre colonne vertébrale ; allez trouver un bon arbre pour vous balancer !

Encore une fois, des vidéos des tomodensitogrammes réalisées au cours de la recherche pour ce livre montrant l'épaule en rotation en position suspendue avec et sans muscles et ligaments, et d'autres images en couleur tirées des études de tomodensitométrie, sont disponibles sur www.kirschshoulder.com

Les thérapeutes et les médecins peuvent fournir de nombreux traitements utiles pour vos épaules. Mais vous seul, en faisant les exercices présentés dans ce livre, pouvez remodeler et renforcer vos épaules pour récupérer et maintenir une activité normale et indolore de l'épaule. Toutes les personnes, jeunes et moins jeunes, devraient faire les exercices régulièrement pour garder leurs épaules en bonne santé et prévenir les malformations qui entraînent des douleurs et des blessures aux épaules. Des barres de suspension pourraient être installées dans de nombreux lieux publics (salons d'aéroport, arrêts de bus) pour que tout le monde puisse restaurer et maintenir la santé de ses épaules. Cherchez quelque chose pour vous accrocher et vous suspendre. Ce ne sera pas facile. L'homme est un vrai « brachiateur ». Vous devez « brachier », ou du moins simuler la brachiation en vous suspendant fréquemment à une barre et en soulevant des poids légers en amplitude complète pour maintenir la santé de vos épaules.

Encore une fois, l'exercice suspendu n'est pas la panacée ! L'exercice n'est pas recommandé pour les personnes aux épaules instables, en santé précaire ou souffrant d'ostéoporose sévère. Si vous avez des douleurs inexpliquées pendant plusieurs semaines, il est sage d'obtenir un diagnostic de votre médecin.

Épilogue

Une fois de plus et enfin, nous arrivons à l'articulation qui au fil du temps n'a attiré que peu d'attention car elle n'apparaît que dans certaines positions (comme la suspension) et dans certaines images radiographiques comme dans les tomodensitogrammes de ce livre. Elle n'a jamais été capturée en image auparavant. Il s'agit de l'articulation acromio-humérale. Bien qu'elle n'ait pas été reconnue historiquement comme une véritable articulation, comme les articulations gléno- humérale et acromio-humérale, la hanche et le genou, son apparition pendant la suspension en fait une articulation à part entière, même transitoire. Cette articulation est importante comme toute autre articulation du corps humain.

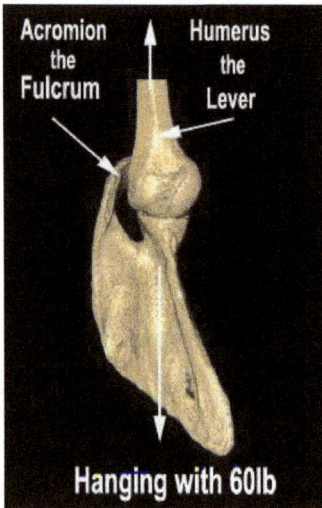 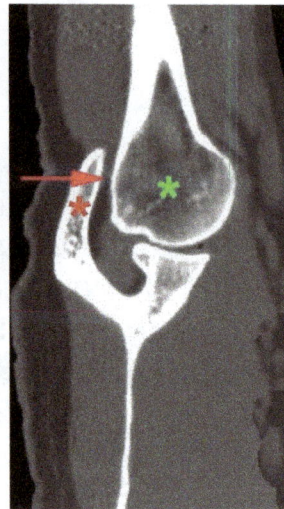

Fig. 109   **Fig. 110**

Sur **Fig. 109,** le squelette de l'épaule vu en suspension. L'humérus sert de levier qui appuie et redresse l'acromion, le point d'appui, maintenant ainsi l'espace entre l'humérus et l'acromion. Le poids du corps suspendu produit une élévation maximale du bras. Sur la **Fig. 110** Flèche rouge : L'articulation acromio-humérale. Astérisque vert : l'humérus. Astérisque rouge : l'acromion.

Au fil du temps, je suis parvenu à la conclusion que l'articulation acromio-humérale détient la clé du succès de l'exercice de suspension.

C'est Archimède qui a dit "Donnez-moi un levier assez long et un point d'appui sur lequel le placer et je soulèverai la terre." Le programme de suspension dit « Donnez-moi un levier juste de la bonne taille et je ramènerai les tissus de l'épaule à la normale ». En suspension l'humérus devient le levier, l'acromion devient le point d'appui et le poids du patient fournit la force nécessaire pour produire l'élévation complète du bras.

C'est l'articulation acromio-humérale qui maintient la santé de l'épaule.

Les thérapeutes ont constaté que les patients progressaient plus rapidement lorsqu'ils font des exercices actifs. En suspension, le patient contrôle son niveau de tolérance à la douleur. Et la meilleure chose à propos de l'exercice suspendu ?? C'est Gratuit !

Et maintenant, je termine par un dernier regard sur la façon dont l'exercice de suspension restaure l'épaule sans chirurgie.

Time

Hanging

No Surgery

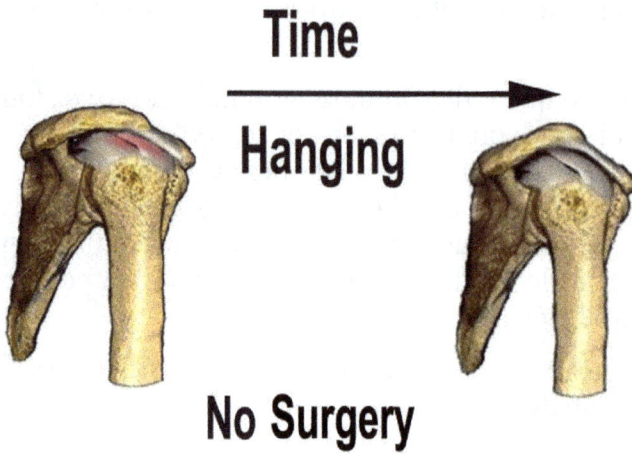

Fig. 111 Avec le temps, l'exercice de suspension restaure l'épaule sans pilule, thérapie ou chirurgie. L'acromion, utilisant la loi de Wolff, est progressivement redressé dans une configuration normale et le ligament coraco-acromial est étiré, soulageant l'inflammation des tendons de la coiffe des rotateurs.

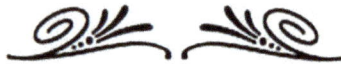

Pour plus d'informations, écrivez-moi à
kirschinstitute@gmail.com.

C'EST DONC LA
SOLUTION & LA PRÉVENTION
DE LA PLUPART DES PROBLÈMES
DE DOULEUR À L'ÉPAULE

Bibliographie

1. Kottke, F.J., Pauley, D.L., Ptak, R.A., "The rationale for prolonged stretching for correction of shortening of connective tissue," *Arch Phys Med Rehabil.* 1966:47:347.0.

2. Wolff, Julius, *Das Gesetz der Transformation der Knochen,* August Hirschwald, Berlin, 1892.

3. Ziegler, D.W., Matsen, F.A. III, Harrington, R.M., "The superior rotator cuff tendon and acromion provide passive superior stability to the shoulder." Submitted to *J Bone Joint Surg.* 1996. P 32

www.ingramcontent.com/pod-product-compliance
Lightning Source LLC
Chambersburg PA
CBHW050736030426
42336CB00012B/1588